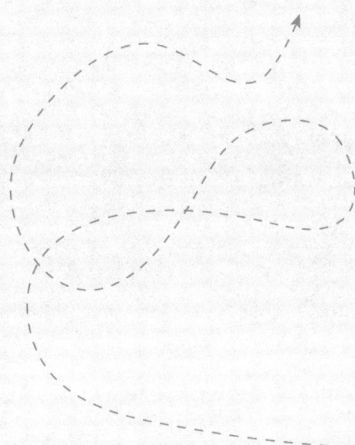

健康不走弯路 ②

刘加勇 / 著

中国人口与健康出版社
China Population and Health Publishing House
全国百佳图书出版单位

图书在版编目（CIP）数据

健康不走弯路 . 2 / 刘加勇著 . -- 北京 : 中国人口
与健康出版社 , 2025.5. -- ISBN 978-7-5238-0602-9

Ⅰ . R193-49

中国国家版本馆 CIP 数据核字第 202568974Z 号

健康不走弯路 2

JIANKANG BU ZOU WANLU 2

刘加勇 著

责 任 编 辑	江　舒
责 任 设 计	侯　铮
责 任 印 制	任伟英
出 版 发 行	中国人口与健康出版社
印　　　刷	小森印刷（北京）有限公司
开　　　本	880 毫米 ×1230 毫米 1/32
印　　　张	10
字　　　数	180 千字
版　　　次	2025 年 5 月第 1 版
印　　　次	2025 年 5 月第 1 次印刷
书　　　号	ISBN 978-7-5238-0602-9
定　　　价	69.80 元

微 信 ID	中国人口与健康出版社		
图 书 订 购	中国人口与健康出版社天猫旗舰店		
新 浪 微 博	@ 中国人口与健康出版社		
电 子 信 箱	rkcbs@126.com		
总编室电话	（010）83519392	发行部电话	（010）83557247
办公室电话	（010）83519400	网销部电话	（010）83530809
传　　　真	（010）83519400		
地　　　址	北京市海淀区交大东路甲 36 号		
邮　　　编	100044		

前　言

　　党中央、国务院高度重视健康素养促进工作，明确指出"提高全民健康素养水平，是提高全民健康水平最根本最经济最有效的措施之一"。为教育引导每个人真正成为自己健康的"第一责任人"，医务工作者积极参与健康知识普及与健康生活方式推广，取得了社会的积极响应。

　　2022年10月，我整理了自己的科普视频内容，结集成册，出版了《健康不走弯路》。这本健康手册，自初版面世以来，就让我收到了无数读者的真诚反馈，大家的普遍好评让我非常感动。

　　这两年多来，通过粉丝给我的留言和在直播间的互动，我收集了上万条健康咨询。这些问题让我深刻认识到：现代人需要的不是艰深的医学理论，而是能将健康理念融入生活的实操方案。于是，在广大读者的建议下，我决定沿着"健康不走弯路"这条科普之路继续走下去。

　　俗话说，民以食为天；又说，病从口入。这两句俗语足以说明"吃"的重要性。所以，这次我把"怎么吃"放在了最前边。如果吃得不对，很多病都可能会找上门。此外，本书延续了"衣食住行"四大生活场景的写作框架，更注重"防病于未然"，从大家最迫切的科普需求出发，新增了糖尿病、高尿酸血症、高血压等常见慢病的预防方案和日常生活对策，特别在饮食结构调整、生活习惯优化等细节方面增添了极具实操性的指导，力求让健康管理真正融入每个人的日常生活，让每个家庭都能构筑起坚实的健康防线。

在本书即将付梓之际，我要特别感谢编辑对本书的精心打磨，更要感谢社会大众的不断鞭策。你们的每一条实践反馈，都是我完善内容的重要参考。

本人才疏学浅，书中难免会有不严谨甚至纰漏之处，在这里还请各位读者多提宝贵意见，不胜感激！

最后我想说：健康之路没有捷径，但在科学之光的照耀之下，我们一定能避开险路与歧途。愿这本承载着医学温暖和生活智慧的书，成为您抵御疾病的盾牌、打造健康体魄的指引，让今后每一个平凡的日子都闪耀着生命的光彩。

刘加勇

2025 年 5 月

目　录

健康不走弯路 ❷
——食

一、吃出健康

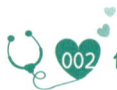

二、健康饮食的选择

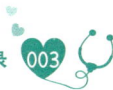

三、饮食的误区

四、快乐吃饭，健康瘦身

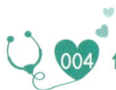

健康不走弯路 ❷
——住

一、盥洗室里的健康密码

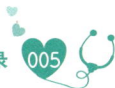

二、厨房里的健康密码

三、卧室里的健康密码

健康不走弯路 ❷ ——衣

一、如何穿衣更健康

二、如何洗衣更健康

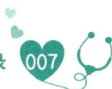

健康不走弯路 ❷
——行

一、小动作，大健康

二、户外安全与急救

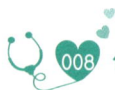

健康不走弯路❷
——早知道，早预防

一、健康早知道

二、疾病早预防

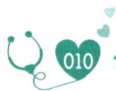

三、科学用药

健康不走弯路 ❷

——食

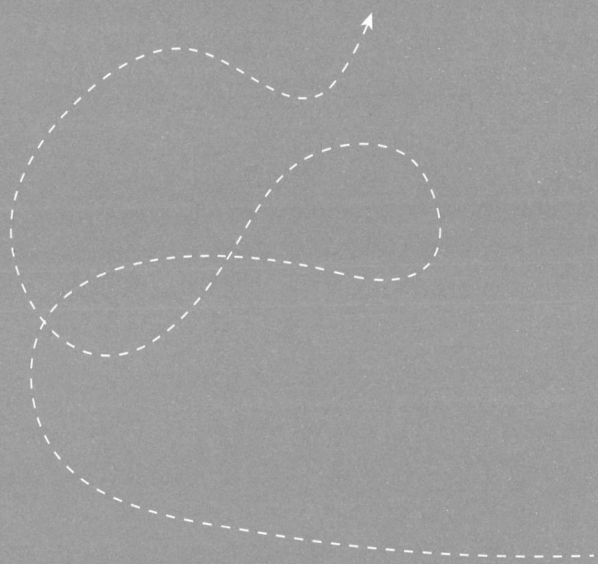

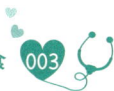

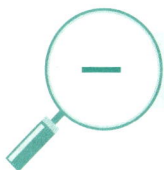

一 吃出健康

吃出来的健康

俗话说:"民以食为天",是说食物是人类必不可少的生存需求。但是在物质极为丰富的今天,这句话逐渐被引申出不同的含义——科学合理的饮食是身体健康的基础。

每当朋友问我:"提高免疫力该吃什么药",我首先会告诉他:免疫力不是越高越好,平衡最重要。你应该问我应该怎么提高人体免疫力。然后我会告诉他:想要增强免疫力,你需要的不是吃药,而是科学合理的饮食。

现代营养学研究揭示,人体就像一个精密的工厂,每天7大基本营养物质、42种必需营养素的协同工作,才能较好地保持人体的正常运转。而亚健康人群中比较常见的饮食问题是蛋白质以及膳食纤维摄入不足,糖摄入超标,大米、白面制成的精致主食摄入过多,再加上缺乏运动、熬夜、抽烟、喝酒等不良生活习惯,从而导致了很多人摄入的能量超标,同时却营养不良,甚至导致高血压、高血糖、高血脂、高尿酸血症、心脑血管等疾病的发生。

为什么会这样?因为我们的生活条件和工作环境发生了巨大变化,而我们的饮食结构调整却没有跟上时代的步伐。

在过去，大部分工作需要依靠体力劳动来完成，人就需要摄入较多的碳水化合物来给机体提供能量，所以那时候的日常饮食是以小麦、玉米、大米、小米、高粱、土豆、地瓜等为主，以青菜或野菜为辅，鱼、肉、蛋、奶、豆制品摄入较少。主食吃得再多，繁重的体力劳动都能将其消耗掉，所以人群中没有那么多"四高"现象出现。

近几十年，随着经济的高速增长，人们的生活条件得到了明显改善。大部分在过去依靠体力劳动的工作逐渐机械化和自动化，人们也越来越多地走进了办公室、空调房。但是很多人仍然保持着以体力劳动为主时的饮食结构。过多摄入的碳水化合物无法被及时代谢掉，这就导致了"四高"现象的逐渐增多。

所以，想要身体健康、免疫力正常，除了合理运动，科学合理的饮食也至关重要。

到底应该怎么吃呢？首先，我们要知道人体需要多少营养，以及维持身体正常运转需要多少热量。

1. 每日营养需求

我们人体所需的营养大致分为 7 类。

碳水化合物：人体对碳水化合物的需求占总能量需求的 45% ～ 65%。如果以每千克体重计算，一般情况下，成年人每天的碳水化合物摄入量在每千克体重 4 ～ 5 克，运动员的碳水化合物需求量可能在每千克体重 5 ～ 12 克。

蛋白质：成年人每天的需求量为每千克体重 0.8 ～ 1.0 克。当然，这个需求不是固定的。妊娠期和哺乳期女性每天的需求量为每千克体重 1.1 克；老年人可能需要更高的蛋白质摄入量，如每千克体重 1.2 克，以维持肌肉量和功能；运动员的蛋白质需求量更高，可能为每千克体重 1.2 ～ 1.8 克。

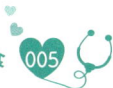

脂肪：占成年人总能量需求的 20% ～ 35%。其中，饱和脂肪酸不超过总能量摄入的 10%。世界卫生组织（WHO）建议：成年人总脂肪摄入量应占总能量摄入的 30% 或更少。例如，如果每日摄入 2000 千卡能量，总脂肪摄入量应不超过 600 千卡，即 67 克脂肪（每克脂肪提供 9 千卡能量）。《中国居民膳食指南（2022）》建议，4 岁以上人群膳食脂肪供能应占总营养供能的 20% ～ 30%。在每日 1600 ～ 2400 千卡的能量需求水平下，脂肪的每日摄入量为 36 ～ 80 克。

膳食纤维：成年男性大约每日需要 38 克，女性大约每日需要 25 克。

维生素：包括维生素 A、B_1、B_2、B_3、B_6、B_9、B_{12}、C、D、E、K 等。

矿物质：包括钙、铁、镁、锌、钾、钠等。

水：成年人每天的生理需要量是每千克体重 30~40 毫升。

注意：以上推荐摄入量是基于平均水平制定的，具体需求有个体差异，可能会因生活方式和健康状况不同而不同。建议通过多样化的饮食来满足营养需求，避免单一食物的过量摄入。

2. 我们需要的基础热量

要想保持体重和基本健康，我们吃进去的热量和消耗掉的热量需要保持一致。

那我们到底需要多少热量呢？下面是基础代谢（BMR）计算公式（Mifflin-St Jeor 公式）：

男性：基础代谢（千卡）=10× 体重（千克）+6.25× 身高（厘米）–5× 年龄（岁）+5。

举例：一名 50 岁男性，身高 175 厘米，体重 80 千克。

10×80+6.25×175−5×50+5=800+1093.75−250+5=1648.75，那么这名男性每天需要消耗的基础热量就是 1648.75 千卡。

女性：基础代谢（千卡）=10×体重（千克）+6.25×身高（厘米）−5×年龄（岁）−161。

举例：一名 50 岁女性，身高 165 厘米，体重 60 千克。

10×60+6.25×165−5×50−161=600+1031.25−250−161=1220.25，那么这名女性每天需要消耗的基础热量就是 1220.25 千卡。

这些不是冰冷的数字，而是身体的能量需要。现在，对照上面的公式，自己算一下你每天需要的基础热量。

注意：这是身体的基础需要量，如果你参与体力劳动或者运动，要根据运动消耗量适当增加摄入的热量。当然，如果你想减肥，那就要刻意制造热量缺口，以便于消耗更多的脂肪，达到减肥的目的。

一个人到底需要吃多少才能吃够身体所需的基础热量呢？请注意，这些数值是近似值，具体热量可能会因食物的烹饪方式、品牌和具体配方等因素而有所不同。你对照这些常见食物的热量表，可以给自己制订一个符合自己饮食习惯的饮食计划。

日常食物热量（每 100 克可食部分）

主食类

熟米饭：116 千卡（1 碗≈200 克，约 232 千卡）。

面条（煮）：109 千卡。

馒头：223 千卡。

全麦面包：240～270 千卡。

燕麦片（未煮）：377 千卡。

熟玉米：86～110 千卡。

红薯：86 千卡。

饺子（猪肉白菜）：250 ～ 300 千卡。

蛋白质类

鸡胸肉（水煮）：165 千卡。

鸡蛋（水煮）：155 千卡（1 个 ≈ 50 克，约 78 千卡）。

瘦牛肉（煎）：250 千卡。

三文鱼（烤）：206 千卡。

豆腐（嫩）：76 千卡。

牛奶（全脂）：60 ～ 65 千卡（1 杯 ≈ 250 毫升，约 153 千卡）。

酸奶（原味）：50 ～ 70 千卡。

蔬菜类

西蓝花（水煮）：35 千卡。

菠菜（生）：18 千卡。

胡萝卜（生）：32 千卡。

番茄：18 千卡。

黄瓜：16 千卡。

土豆（蒸）：77 千卡。

青萝卜：29 千卡。

油菜（菜薹）：28 千卡。

大白菜：18 千卡。

水果类

苹果：52 千卡（1 个中等大小 ≈ 150 克，约 78 千卡）。

香蕉：89 千卡（1 根 ≈ 100 克）。

橙子：47 千卡。

草莓：32 千卡。

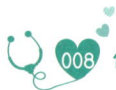

西瓜：21 千卡。

牛油果：160 千卡（高脂肪）。

甜瓜：34 千卡。

零食与甜点

巧克力（牛奶）：535 千卡。

薯片：547 千卡。

饼干（奶油）：500 千卡。

冰激凌（香草）：207 千卡。

坚果（杏仁）：576 千卡（高热量但富含健康脂肪）。

蛋糕（芝士）：约 350 千卡（1 小块）。

饮品

可乐：43 千卡（1 罐 330 毫升 ≈ 142 千卡）。

橙汁（100% 纯）：45 千卡。

啤酒：43 千卡（1 瓶 500 毫升 ≈ 215 千卡）。

黑咖啡：约为 0 千卡（无糖无奶）。

奶茶（含糖）：约 300 千卡（1 杯 500 毫升）。

白酒（40%vol）：250 ～ 300 千卡（100 毫升）。

红酒（12%vol）：75 ～ 85 千卡（100 毫升）。

油脂与调味品

橄榄油：884 千卡（1 勺 ≈ 15 毫升，约 120 千卡）。

黄油：717 千卡。

花生酱：588 千卡。

白糖：387 千卡。

酱油：61 千卡。

花生油：884 千卡。

大豆油：884 千卡。

调和油：约 880 千卡（因成分比例略有差异）。

芝麻油：884 千卡。

在了解了食材和饮品的热量之后，还应注意造成热量波动的一些因素。

一些烹饪方式，如油炸、糖醋等，会大幅增加热量（如炸鸡热量 ≈ 320 千卡 /100 克）；食材的品牌、加工方式和具体配方等不同，也会造成同种食材热量不同；食材的品种、产地、成熟度等差异也会造成热量差异。

在酒精饮料中，酒精的热量高（7 千卡 / 克），但无营养价值，其代谢优先于脂肪。白酒热量会随酒精度增加而升高（如酒精的体积百分比为 52% 的白酒热量 ≈ 300 千卡 /100 毫升）。

在食用油中，所有纯油脂的热量约为 880 千卡 /100 克，所以建议每日摄入纯油脂 25 ～ 30 克 / 人。

另外，一些低热量的食物也适合用来控制热量摄入，如蔬菜中的大白菜、黄瓜，水果中的甜瓜、草莓等。

常见食物所含热量参考表

类别	高热量代表（单位千卡）	低热量代表（单位千卡）
主食	燕麦片（389）	红薯（86）
油脂	花生油（884）	酱油（61）
饮品	白酒（300）	黑咖啡（0）
零食	薯片（547）	无糖酸奶（59）

数据来源：《中国食物成分表》（第 6 版）。

注：本表未涵盖所有食物，在制订饮食计划时，建议参考具体食物的营养标签或可靠的营养信息资源。

3. 健康饮食的要点

健康饮食要注意均衡摄取、适量摄入。大家可以遵循"彩虹饮食法"，即每日摄入 5 种以上颜色的天然食物。"彩虹饮食法"按颜色为天然食材分类。以下是结合"彩虹饮食法"和《中国居民膳食指南（2022）》的建议，整理出的天然食材分类清单（按颜色和类别划分），帮助您轻松实现每日吃 12 种、每周吃 25 种食物的目标。

颜色	代表营养素	常见食物举例
红色	番茄红素、花青素	番茄、红椒、草莓、樱桃、红苹果、红心火龙果、红枣、山楂、红芸豆
橙黄	β 胡萝卜素、维生素 C	胡萝卜、南瓜、玉米、杧果、橙子、柑橘、黄桃、菠萝、红薯、小米、枸杞
绿色	叶绿素、膳食纤维	菠菜、西蓝花、油菜、空心菜、芦笋、青椒、猕猴桃、牛油果、青豆、羽衣甘蓝、绿茶
紫黑	花青素、多酚	紫甘蓝、黑木耳、紫薯、蓝莓、黑米、黑豆、桑葚、茄子、紫洋葱、黑芝麻、海带
白色	硫化物、多糖	白萝卜、山药、银耳、莲子、百合、豆腐、牛奶、梨、白蘑菇、燕麦、荸荠、大蒜

除了"彩虹饮食法"按颜色划分，还可以按食物类别划分常见食材。

谷物与薯类（每日 3 种以上）

全谷物：燕麦、糙米、黑米、藜麦、小米、玉米。

薯类：红薯、紫薯、土豆、山药、芋头。

杂豆：红豆、绿豆、鹰嘴豆、芸豆。

蛋白质类（每日 2 ～ 3 种）

动物蛋白：鸡蛋、鸡胸肉、三文鱼、虾、瘦牛肉、牛奶、酸奶（无糖）、奶酪。

植物蛋白：豆腐、豆浆、黑豆、毛豆、鹰嘴豆、坚果（杏仁、核桃）。

蔬菜类（每日4～5种）

叶菜：菠菜、油菜、生菜、空心菜。

根茎类：胡萝卜、白萝卜、莲藕。

瓜茄类：黄瓜、番茄、茄子、西葫芦。

菌藻类：香菇、金针菇、海带、紫菜。

水果类（每日2～3种）

低糖型：苹果、梨、草莓、蓝莓、猕猴桃。

高营养型：橙子、牛油果、杧果、香蕉。

油脂与种子

橄榄油、亚麻籽油、花生油、奇亚籽、南瓜子、花生。

有人可能会问：25种食物该怎么搭配？以下是一周25种食材搭配的示例，供您参考：

周一	周二	周三	周四	周五	周六	周日
燕麦、鸡蛋、番茄	糙米、鸡胸肉、胡萝卜	黑米、三文鱼、西蓝花	玉米、豆腐、紫甘蓝	红薯、虾、芦笋	小米、瘦牛肉、南瓜	藜麦、酸奶、蓝莓
菠菜、苹果、核桃	油菜、橙子、杏仁	黄瓜、梨、黑芝麻	白萝卜、猕猴桃、海带	生菜、杧果、奇亚籽	空心菜、香蕉、紫薯	羽衣甘蓝、草莓、腰果

为了让我们吃得多样、吃得健康、吃得开心，我们可以采用以下小技巧来搭配食物。

颜色混搭法

每餐包含至少3种颜色（如番茄炒蛋+清炒菠菜+紫薯米饭）。

食材替换技巧

谷物轮换：今天吃糙米，明天换燕麦或藜麦。

蛋白质交替：鱼、豆制品、禽肉、畜肉轮流摄入。

高效备餐法

一次购买多种蔬菜（如西蓝花、胡萝卜、紫甘蓝等），分装冷藏。

杂粮混合煮饭（如大米＋黑米＋红豆等）。

避免重复

每周尝试 12 种新食材（如鹰嘴豆、羽衣甘蓝）。

常见误区提醒

认为"种类多＝热量高"：多样化≠过量，控制总热量即可。

忽略调料多样性：酱油、醋、香料（姜黄、肉桂）也可计入食物种类。

依赖加工食品：香肠、饼干等深加工食品不计入天然食材种类。

4. 基础代谢与营养目标

我们可以根据需求调整食物搭配，平衡热量与营养。

以下是针对两位不同体型成年人的一周科学饮食计划，结合基础代谢、营养需求及膳食多样化原则设计（假设均为普通人轻至中度活动水平，无特殊疾病）。

个体	男性（175 厘米 /75 千克）	女性（165 厘米 /60 千克）
每日热量需求	2600 ～ 2800 千卡（维持体重）	2000 ～ 2200 千卡（维持体重）
蛋白质	60 ～ 75 克（0.8 ～ 1.0 克 / 千克）	48 ～ 60 克（0.8 ～ 1.0 克 / 千克）
脂肪	65 ～ 85 克（20% ～ 30%）	50 ～ 65 克（20% ～ 25%）
碳水化合物	300 ～ 350 克（50% ～ 55%）	230 ～ 270 克（55% ～ 60%）

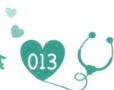

成年男性、女性的一周饮食计划示例

男性

周一

早餐：全麦面包 2 片 + 水煮蛋 2 个 + 牛奶 200 毫升 + 苹果 1 个。

午餐：糙米饭 150 克 + 香煎鸡胸肉 120 克 + 清炒油菜 200 克 + 橄榄油 10 克。

加餐：无糖酸奶 150 克 + 杏仁 15 克。

晚餐：荞麦面 100 克 + 三文鱼 100 克 + 凉拌黄瓜 100 克 + 紫菜蛋花汤。

周二至周日（差异化调整）

主食轮换：燕麦、玉米、红薯、杂粮粥、藜麦。

蛋白质轮换：瘦牛肉、豆腐、虾、鳕鱼、鸡蛋、鹰嘴豆。

蔬菜多样化：西蓝花、芦笋、胡萝卜、紫甘蓝、番茄、秋葵。

水果选择：香蕉、蓝莓、橙子、梨、猕猴桃。

女性

周一

早餐：燕麦片 40 克 + 牛奶 150 毫升 + 水煮蛋 1 个 + 草莓 100 克。

午餐：杂粮饭 100 克 + 蒸鲈鱼 100 克 + 蒜蓉油菜 200 克 + 核桃油 5 克。

加餐：希腊酸奶 100 克 + 小番茄 100 克。

晚餐：紫薯 150 克 + 瘦猪肉炒木耳（瘦肉 80 克 + 木耳 50 克）+ 冬瓜海带汤。

周二至周日（差异化调整）

主食轮换：南瓜、小米粥、全麦意面、山药、玉米饼。

蛋白质轮换：鸡腿肉（去皮）、鸭血、豆腐皮、扇贝、鸡蛋羹。

蔬菜多样化：羽衣甘蓝、荷兰豆、西葫芦、芥蓝、莲藕。

水果选择：柚子、樱桃、火龙果、桃子、葡萄。

5. 关键营养策略

蛋白质分配（一般来说，蛋白质提供的热量应占每日总热量的 10% ~ 35%）

普通人每千克体重每天需要大约 1 克蛋白质，而每种食物的蛋白质含量不同，需要根据具体的食物种类计算实际摄入的蛋白质是否达标。

男性优先选择动物蛋白（以鱼虾、鸡鸭鹅肉、猪牛羊肉为主，这一类食物的蛋白质各不相同，但都较高，约为 20%）搭配植物蛋白（豆腐、豆类）。

女性增加低脂乳制品（酸奶、低脂奶酪）和深海鱼（补充 ω-3 脂肪酸）。

碳水化合物选择

男性侧重慢碳（糙米、燕麦）维持饱腹感。

女性增加膳食纤维（紫薯、藜麦）控血糖。

脂肪来源

以不饱和脂肪酸为主（橄榄油、坚果、深海鱼），避免摄入反式脂肪酸。

维生素与矿物质

每日保证 500 克蔬菜（深色占 1/2）+200 克水果，补充维生素 C、叶酸、钾。

注意事项

烹饪方式：以蒸、煮、烤为主，减少油炸（男性每日用油 ≤ 30 克，女性 ≤ 25 克）。

饮水：男性每日 2 ~ 2.5 升，女性每日 1.8 ~ 2 升（含汤、茶）。

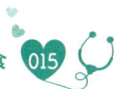

特殊需求调整

减脂：男性减少 300 千卡 / 日，女性减少 200 千卡 / 日，优先削减精制碳水化合物。

增肌：男性增加蛋白质至 2 克 / 千克，女性至 1.8 克 / 千克，搭配抗阻训练。

成年男性、女性的一周食材清单（符合膳食多样化）

类别	男性 25 种	女性 25 种
谷物	糙米、燕麦、荞麦、玉米、全麦面包	小米、紫薯、藜麦、南瓜、山药
蛋白质	鸡胸肉、三文鱼、瘦牛肉、豆腐、鸡蛋	鲈鱼、虾、豆腐皮、鸡腿肉、鹰嘴豆
蔬菜	菠菜、西蓝花、芦笋、紫甘蓝、胡萝卜	油菜、羽衣甘蓝、荷兰豆、莲藕、秋葵
水果	苹果、香蕉、蓝莓、橙子、猕猴桃	草莓、柚子、樱桃、火龙果、梨

通过以上计划，男女都可轻松实现营养均衡与多样化目标，具体可根据口味偏好微调食材组合。

饮食节律

胃肠道的生物钟比手机闹钟更精准，建议早餐 7 ～ 9 点、午餐 11 ～ 13 点、晚餐 17 ～ 19 点进食，误差尽量不超过 1 小时。

6. 被忽视的饮食要点——膳食纤维

研究显示，膳食纤维日摄入量每增加 10 克，全因死亡率下降 10%。

常见的高膳食纤维食物

谷物与杂粮：燕麦片、糙米、全麦面包、藜麦，黑豆、扁豆、干杏仁、亚麻籽、奇亚籽等。

蔬菜类：西蓝花、胡萝卜、黑木耳、菠菜、青豆（毛豆）、红薯等。

水果类：牛油果、苹果（带皮）、梨、猕猴桃、树莓等。

膳食纤维的作用与建议

健康益处：促进肠道蠕动，预防便秘；调节血糖和胆固醇水平；增强饱腹感，辅助体重管理。

每日摄入量

《中国居民膳食指南（2022）》推荐每日摄入 25 ～ 30 克，孕妇及乳母可增至 30 ～ 34 克。多数人实际摄入不足。

食用技巧

逐步增加摄入量，避免突然大量食用导致腹胀。

搭配充足饮水（普通人对水的生理需要量是每千克体重每天30 ～ 40 毫升），帮助膳食纤维发挥作用。

高膳食纤维食谱示例

早餐：燕麦片 + 奇亚籽 + 树莓 + 杏仁片。

午餐：糙米饭 + 黑豆炖菜 + 凉拌西蓝花。

加餐：一个梨或一小把杏仁。

晚餐：魔芋丝炒蔬菜 + 红薯。

可根据个人口味灵活搭配，均衡膳食纤维与营养。

7. 不可不知的糖

长期高糖饮食和高升糖指数食物饮食会导致胰岛素受体"罢工"，就像长期过度使用的手机电池会损耗容量。数据显示，血糖上下波动超过4.4毫摩尔/升时，血管内皮损伤风险增加3倍。所以，要避免持续摄入高糖或高升糖指数食物。

以下是关于高糖食物与高升糖指数（GI）食物的详细分类、界

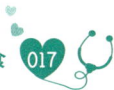

定标准及饮食建议：

高糖食物的界定标准

国际上常用以下两种方式定义高糖食物：

按糖分含量比例，高糖食物指每 100 克食物中总糖 ≥ 15 克（包括天然糖和添加糖）的食物，低糖食物指每 100 克食物中总糖 ≤ 5 克的食物。

按添加糖占比，世界卫生组织（WHO）建议，每日添加糖摄入量不超过总热量的 10%（约 50 克，以 2000 千卡 / 天计）。若食物中添加糖占总热量 ≥ 10%，通常被视为高糖食物。

常见高糖饮食

甜饮料：可乐、含糖果汁（如橙汁饮料）、奶茶（全糖）等。

甜点与糖果：牛奶巧克力、蛋糕（奶油 / 芝士）、软糖、硬糖等。

加工食品：早餐谷物（糖霜、蜂蜜味）、果酱、蜜饯（果脯）等。

调味品与酱料：番茄酱、沙拉酱（甜味）等。

天然食物中的高糖分：椰枣（干）、红枣（干）、葡萄干等。

高糖饮食的健康风险

短期影响：血糖波动、饥饿感增强、龋齿等。

长期风险：肥胖、心血管疾病、非酒精性脂肪肝、加速皮肤老化等。

建议优先选择天然低糖食物（如蔬菜、低糖水果），控制添加糖摄入在每日 25 克以内。

升糖指数（GI）的界定

GI 值分以下三类。高 GI：GI ≥ 70（快速升高血糖）。中 GI：56 ≤ GI ≤ 69。低 GI：GI ≤ 55。

典型高 GI 食物及数据

类别	代表食物和升糖指数（GI）
主食	白米饭 83.2、馒头 88、糯米饭 87、即食燕麦粥 83、烙饼 80
根茎及蔬菜	土豆泥 87、烤红薯 77、胡萝卜（煮）71、老南瓜 75
水果	西瓜 72、菠萝 66
零食与加工食品	膨化薄脆饼干 81、苏打饼干 72、华夫饼 76、麦芽糖 105

数据来源:《中国食物成分表》(第 6 版)。

烹饪方式对 GI 值的影响

同一种食材的 GI 值可能因烹饪方式而有差异显著:

土豆:煮土豆 GI 值约为 78 → 土豆泥 GI 值约为 87。

大米:煮 1 分钟 GI 值约为 46 → 煮 6 分钟 GI 值约为 87。

饮食建议

控制高糖食物;看标签,选择"无添加糖"或"低糖"(≤ 5 克 /100 克)。

替代方案

用水果(如草莓、蓝莓)替代糖果;用无糖酸奶替代含糖酸奶。

烹饪技巧

减少糖醋、蜜汁等烹饪方式。

避免添加糖

每日添加糖摄入 ≤ 25 克,减少奶茶、蛋糕、糖果等的摄入;学会看标签,警惕含有"果葡糖浆""蔗糖""蜂蜜"等成分的食品。

天然高糖食物限量

如红枣、椰枣、葡萄干,每日摄入 ≤ 20 克,并搭配坚果延缓糖吸收。

选择低 GI 值食物

类别	代表食物和升糖指数（GI）
谷类及杂粮	糙米（蒸）50、燕麦 59（传统煮制，即食燕麦片 GI 值可达 83）、藜麦 53、全麦面包 50 ~ 55、大麦 22
豆类及根茎	芸豆 29、红豆 / 绿豆＜40、山药 51、红薯 54（烤红薯 GI 值为 77）
水果	苹果（带皮）40、蓝莓 40 ~ 50、柚子 / 橙子 25 ~ 45、樱桃 22
蔬菜	菠菜 / 西蓝花＜15、胡萝卜（生）16、黄瓜 / 番茄 15 ~ 20
蛋白质及乳制品	无糖酸奶 12、豆腐＜30、鸡胸肉 / 鱼类（无 GI 值）
坚果及种子	杏仁 / 核桃 15 ~ 20、亚麻籽＜20

数据来源：《中国食物成分表》（第 6 版）。

平衡膳食搭配，注意烹饪方式

蛋白质＋膳食纤维：高 GI 值食物搭配鸡蛋、豆腐或蔬菜（如西蓝花、菠菜），降低血糖波动。例如：白米饭＋清炒豆角＋鸡胸肉。

烹饪方式避免过度糊化（如粥煮太久 GI 值会升高），选择蒸煮或凉拌。避免过度加工，建议选择"吃硬不吃软"。

糖尿病患者注意

优先低 GI+ 低糖组合；避免高 GI 值水果和高糖饮料。

推荐食物与限制 / 避免食物参考表

分类	推荐食物	避免 / 限量食物
主食	糙米、燕麦、藜麦	白面包、糯米、即食燕麦
水果	苹果、梨、草莓	西瓜、荔枝、椰枣（干）
零食	无糖坚果、希腊酸奶	蜂蜜蛋糕、膨化食品

常见误区

无糖 ≠ 无热量：无糖饼干可能含大量精制碳水化合物（升糖快）。

低脂≠低糖：低脂酸奶常添加糖来优化口感。

合理搭配饮食，平衡热量、糖分与 GI 值，是长期健康管理的关键。

8. 营养协同作用

维生素 C 能将铁吸收率提升 6 倍，但钙和铁同服时会互相抑制吸收。这些微观世界的"营养社交"法则，决定着我们吃进去的价值。

以下是维生素 C、铁、钙含量较高的常见食物分类及推荐搭配：

维生素 C 含量高的食物（每 100 克可食部分含量，单位：毫克）

食物	维生素 C 含量	特点与推荐
鲜枣	243 ~ 500	水果中维生素 C 之王，但季节性较强
猕猴桃	62 ~ 160	黄金猕猴桃含量更高，适合早餐搭配酸奶
彩椒（红 / 黄）	130 ~ 190	蔬菜中维生素 C 最高，沙拉或快炒保留率高
西蓝花	51 ~ 89	水煮 3 分钟保留率 80%，搭配肉类促进铁吸收
草莓	47 ~ 80	低糖水果，适合控糖人群

注意：维生素 C 易受热破坏，建议生吃或短时烹饪。

铁含量高的食物（每 100 克可食部分含量，单位：毫克）

食物	铁含量	特点与推荐
鸭血	30.5	火锅或鸭血粉丝汤，每周 1 ~ 2 次
猪肝	22.6	焯水去腥，搭配青椒（维生素 C 促吸收）
生蚝	7.1	高锌 + 高铁，可清蒸
黑木耳（干）	5.5 ~ 97.4	泡发后凉拌，搭配柠檬汁提高吸收率
黄豆	8.2	豆浆、豆腐，避免与茶 / 咖啡同餐
菠菜	2.9	焯水去草酸，搭配番茄（维生素 C）

注：血红素铁（动物性，吸收率 15% ~ 35%）。

非血红素铁（植物性，吸收率 2% ~ 20%）。

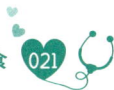

关键提示：植物性铁需搭配维生素 C（如橙子、彩椒）提升吸收率。

钙含量高的食物（每 100 克可食部分含量，单位：毫克）

食物	钙含量	特点与推荐
芝麻酱	1170～1300	高热量，每日 1 勺（15 克≈175 毫克钙）
奶酪（硬质）	700～1200	补钙高效，可选择低钠款
虾皮	991	做汤提鲜，但含盐量高，需控量
羽衣甘蓝	150～220	深绿色蔬菜代表，沙拉或烤脆片
北豆腐	138	卤水豆腐优于内酯豆腐，可作为素食者的主力钙源

注意：牛奶（104 毫克 /100 毫升）虽钙含量中等，但所含维生素 D 和乳糖能促吸收；深绿色蔬菜的含钙量都不低，羽衣甘蓝是其中的代表；菠菜含钙高但含草酸也高，需焯水后食用；钙磷比例失衡（如碳酸饮料）会阻碍钙吸收。

黄金组合食谱示例

补铁套餐：青椒炒猪肝（维生素 C+ 血红素铁）+ 紫菜蛋花汤（碘促代谢）。

补钙套餐：香煎三文鱼（维生素 D）+ 芝麻酱拌菠菜（焯水）+ 酸奶（益生菌促吸收）。

维生素 C 强化餐：彩椒牛柳 + 猕猴桃沙拉。

特殊人群注意

人群	重点营养素	推荐食物
孕妇	铁 + 叶酸	鸭血、牛肉、深绿叶菜（焯水后）
乳糖不耐者	钙	低乳糖奶酪、杏仁奶（强化钙）、豆腐
素食者	铁 + 钙	黑芝麻、羽衣甘蓝、强化谷物 + 富含维生素 C 的水果

总结

维生素 C：优先选择鲜枣、彩椒、猕猴桃。

铁：动物性首选鸭血、猪肝，植物性搭配维生素 C。

钙：乳制品 + 深绿叶菜 + 豆制品组合最佳。

根据自身需求选择食物，并通过多样化饮食平衡营养。

9. 推荐饮食方案及注意事项

饮食均衡

将直径 20 厘米的餐盘分为四等份：1/4 放全谷物（糙米、燕麦）、1/4 放优质蛋白（鱼、肉、蛋、豆制品）、1/2 放不同颜色的蔬菜（深绿叶菜占 1/3）、外加 200 毫升无糖乳制品。

读懂标签

警惕"0 反式脂肪酸"陷阱（根据国标，≤ 0.3 克 /100 克即可标注为 0）；注意营养标签中的钠含量（1 克盐约含 400 毫克钠）；选择配料表前三位不含精制糖的食品。

饮食节奏

每口咀嚼 25 次（延长饱腹感信号传递时间），餐前喝 200 毫升温水（减少 15% 进食量），主食最后吃（降低血糖波动幅度）。

最新营养学研究指出，抗炎饮食模式（富含 ω-3 脂肪酸、多酚类物质）可降低患慢性病的风险。建议每周吃 3 次深海鱼，每日摄入 30 克坚果，可用姜黄、肉桂等天然香料替代部分食盐。

健康饮食不是苦行僧式的自我约束，而是与身体对话的艺术。从今天开始，试着把精制米面换成杂粮饭，用蒸煮代替爆炒，让下午茶的水果取代奶茶。

记住，学习这些知识不是让你一定要追求极致的完美饮食，你只需要根据自己的情况持续改善——就像升级手机系统，每次微调

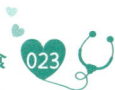

都在为生命续航。毕竟，我们吃下去的每一口，都是对未来健康的温柔承诺。

一天需要喝多少水

人一天到底应该喝多少水呢？有人说喝 1500 ～ 1700 毫升，有人说要喝 2500 ～ 3500 毫升，还有人说一天要喝七杯到八杯水。这些说法都太模糊了。每天到底需要喝多少水，得按人的体重来算。

成年人每天每千克体重需要 30 ～ 40 毫升水。对于一个体重60 千克的人来说，每天需要喝水 1800 ～ 2400 毫升。值得注意的是，我们吃的食物里边有水，身体里本来也有水，所以，一天补充1500 ～ 2000 毫升水就够了，也就相当于 500 毫升矿泉水三到四瓶的量。所以按千克体重来计算每天的喝水量才是靠谱的。

孩子的代谢旺盛，每日的饮水量跟成年人不同。两岁以上的孩子，他们每天每千克体重需要 80 ～ 90 毫升水。两岁以下的孩子需要得更多，每天每千克体重需要 100 ～ 150 毫升水。

由此看来，成年人和孩子在喝水量上的差距可不是一点点。不过话又说回来，人口渴了需要喝水是本能，你觉得还需要用杯子来计算喝多少吗？特别是那些告诉你每天需要喝七杯到八杯水的人，你问问他，杯子是多大的？能说明白点儿吗？喝水看似一个小问题，但是很多人真的没搞清楚，所以我们要学会辩证地看问题，不要人云亦云。

提高免疫力不是突击战

很多人问我如何提高免疫力。其实，免疫力无论过高还是过低都不好，免疫力平衡才是最好的。

我们平时说增强免疫力其实更应该表述为：增强免疫系统的综合能力，也就是它的平衡能力。这种能力包括阻挡病原体入侵皮肤、黏膜的物理屏障，生产有非特异性防御能力的巨噬细胞、中性粒细胞等免疫细胞，以及生产针对特定病原体进行精准打击和记忆的 T 细胞、B 细胞等适应性免疫细胞。

那到底怎么才能增强免疫系统的综合能力呢？其实就像守护城池的军队，突击式吃补品、临时抱佛脚式锻炼，远不如日复一日加固城墙来得有效。

1. 免疫系统运作的真相

我们的免疫系统由骨髓、胸腺、脾脏、淋巴结等组成，每天有约 3000 亿个免疫细胞在血液中巡逻。当病毒入侵时，树突状细胞会像侦察兵一样快速识别敌情，T 细胞会如特种部队定点清除，B 细胞则会像兵工厂一样制造抗体。这个精密系统需要持续的营养供给和良性刺激。

2. 夯实免疫系统的关键

饮食"弹药库"

优质蛋白：每天 1 个鸡蛋 +200 克鱼肉或鸡肉（约巴掌大小）。

维生素 C：不必高价买补剂，1 颗猕猴桃 + 半颗彩椒就能达标。

锌元素：每周 2 次牡蛎或贝类，素食者可选南瓜子。

肠道菌群：早晚各 150 毫升无糖酸奶 +1 根香蕉。

一些长期口腔溃疡的患者，调整饮食结构三个月后，免疫球蛋白 IgA 水平可以提升 37%。

睡眠修复机制

深度睡眠时，免疫细胞增殖速度是白天的 2 倍。建议睡前 90

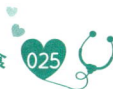

分钟调暗灯光，避免蓝光抑制褪黑素；睡眠周期以 90 分钟为单位，成年人保证 5 个周期（7.5 小时）；周末补觉不超过 2 小时，避免打乱生物钟。

运动训练营

适度运动能让免疫细胞活跃度提升 50%，但过量运动反而耗损免疫力。每周 3 次快走或游泳，达到微出汗、能说话的程度。力量训练可增强胸腺功能（老年人举矿泉水瓶也有效）。运动后及时补充电解质水 + 复合维生素。

压力防火墙

慢性压力会使皮质醇长期偏高，直接抑制免疫细胞活性。每天做 10 分钟正念呼吸（吸气 4 秒，屏息 4 秒，呼气 6 秒）；焦虑影响正常生活时，可以找专业的心理专家进行咨询；建立"情绪急救包"，用喜欢的音乐、照片、香氛等，随时舒缓自己的情绪。

环境适应性训练

不必过度消毒：适当接触环境微生物能训练免疫系统。

温差适应：晨起用 20 ~ 22 摄氏度温水洗脸，逐步增强黏膜防御功能。

疫苗接种：有针对性地强化免疫记忆，提前接种疫苗（如流感疫苗、HPV 疫苗），训练免疫系统识别特定病原体。重点人群如儿童、老年人、慢性病患者等，建议根据自身身体情况接种疫苗，建立特异性免疫。

避免损害免疫力的行为

吸烟（包括二手烟）：破坏呼吸道屏障，增加感染风险。

过量饮酒：损伤肠道和肝脏免疫功能。

滥用抗生素：破坏菌群平衡，诱发耐药性。

3. 误区澄清

"吃补品快速提高免疫力"：无证据表明健康人群需要额外补充（过量可能有害）补品。

"免疫力越强越好"：可能诱发过敏或自身免疫系统疾病。

"生病才要关注免疫力"：日常积累更重要，而非临时补救。

4. 关于免疫力的知识总结

提升免疫力是长期健康习惯的累积结果，核心在于：

营养均衡、适度运动、充足睡眠。

减少压力、规避有害因素。

科学接种疫苗、保持正常环境接触。

免疫力无法"速成"，但坚持健康的生活方式可显著降低被病毒感染和患病的风险。如果出现了以下这些情况，可能需要去医院排查免疫缺陷：每月感冒超过 2 次且病程超 10 天；反复出现真菌感染或带状疱疹；伤口愈合时间超过 3 周；持续半年以上的疲惫感。

记住：综合免疫能力的提升没有神药，把健康当项目来管理，用三个月培养习惯，用三十年收获回报。你的免疫系统正在用亿万年进化出的"智慧"守护你，你要做的只是别用现代生活方式去拖它的后腿。

吃饭记住这几点，身体健康不犯难

最近总感觉浑身没劲儿？体检报告上的箭头越来越多？摸摸腰间的"游泳圈"，再看看手机里天天刷到的养生视频，是不是心里直打鼓？别慌，用三个支柱就能赶走这些困扰。

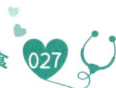

1. 健康饮食的三大支柱

第一根支柱是"一碗黄金饭"。每天至少保证一碗全谷物，糙米饭、燕麦粥、玉米面馒头都是好选择。这些带壳的粮食藏着防癌法宝。研究发现，每天吃够 90 克全谷物（约一碗半糙米饭），患肠癌的风险直接砍掉 17%。想想咱们平时吃的精米白面，营养都被磨掉了，就像剥了壳的瓜子仁，香气还在，但精髓流失了。

第二根支柱是"彩虹菜篮子"。每天要吃够"拳头五连击"：三拳绿叶菜（菠菜、油菜、空心菜等）、两拳彩色菜（番茄、胡萝卜、紫甘蓝等）、两拳菌菇类、两拳水果。吃对蔬菜水果的人，患慢性病的风险能降三成。但别以为蔬菜都万能，像土豆，淀粉含量高，要当主食吃；腌菜咸菜更要少吃。

第三根支柱是"红白肉搭档"。每顿巴掌大的瘦肉（猪牛羊鸡鸭鱼换着来），配上一块嫩豆腐或半碗毛豆。记住"四条腿的不如两条腿的，两条腿的不如没腿的"。鱼肉每周至少吃 2 次。

2. 营养搭配的三大智慧

荤素搭配不可少。荤素搭配的核心在于平衡。荤食如肉类、鱼类、蛋类和奶类，是优质蛋白质、维生素 B_{12}、铁和锌等营养素的重要来源。这些营养素对维持身体的正常生理功能至关重要。但是，吃得太多也可能导致饱和脂肪酸和胆固醇摄入过多，增加患心血管疾病的风险。一般来说，成年人每天吃肉控制在 50～75 克，鱼类和虾类 40～75 克，蛋类 40～50 克，奶类及奶制品 300 克。植物性食物（素食）如蔬菜、水果、谷物和豆类，富含膳食纤维、维生素 C、维生素 E 和多种抗氧化剂。这些成分有助于促进肠道健康、增强免疫力以及预防慢性疾病。在日常饮食中，应确保蔬菜和水果的摄入量充足。根据《中国居民膳食指南（2022）》，成年人每天应摄入蔬菜 300 ～ 500 克，水果 200 ～ 350 克。此外，全谷物和豆类也是素食的重要组成部分，它们不仅能为我们的身体提供丰富的膳食纤维，还能提供优质蛋白质。在日常饮食中，合理搭配是关键，不能只吃肉，也不能只吃菜。

粗细搭配混着吃。粗细搭配是指在日常饮食中，既要摄入精制谷物（精米白面），也要摄入全谷物和杂豆类（糙米、全麦粉、燕麦、荞麦等粗粮且带着麸皮、胚芽）。建议每天摄入全谷物和杂豆类占谷类食物的 1/3 ～ 1/2，确保足够的膳食纤维和营养素摄入。既享受粗粮饱腹感强、血糖反应低的优势，又可以借精粮细腻的口感提升用餐体验。

不挑食是关键。你可能会觉得儿童才挑食，大人很少挑食。错了，挑食不仅仅是指不吃青菜，不爱吃某样食物，像年轻人偏爱炸鸡和奶茶、老年人执着于软烂的食物都属于挑食、偏食。长期拒绝某类食物，或者太过于偏爱某种食物，就会导致免疫力下降、口腔溃疡、便秘等问题。所以，大家要养成良好的饮食习惯，多样化选择食物，确保各种营养的摄入。

坚持这样的饮食模式，能将患慢性病的风险降低 30%。健康从来不是突击战，而是日复一日的温柔坚持。让每个家常便饭的日子，都成为滋养生命的养分。记住，你今天吃进去的每一口，都在改变十年后的自己。

高血压患者的健康饮食

"医生，我血压都 160/100 了，以后还能吃红烧肉吗？"

我想告诉大家的是，高血压患者的饮食不是自我惩罚式的吃糠咽菜，而是一场与食物和解的智慧修行。

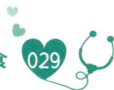

1. 血压升高的"隐形推手"

当我们的血管持续承受超过 120/80 毫米汞柱的压力时，就像橡胶管被持续加压，最终会导致管壁损伤。临床数据显示，每日的钠摄入量每增加 1 克，收缩压平均上升 2.1 毫米汞柱。但很多人不知道，藏在酱油里的谷氨酸钠、面包中的碳酸氢钠等，也都在默默为血压"添砖加瓦"。

2. 降压饮食的三大核心逻辑

不仅要少吃盐，还要适量摄入钾元素

理想的钠钾摄入比应为 1：3，但很多人普遍是 3：1。除了控制食盐（每日 ≤ 5 克），更要多吃鲜香菇、菠菜等富钾食物。建议用带刻度的控盐勺，你会发现 5 克盐足够让菜肴有滋有味。

多吃血管保护餐

每周吃 2 ~ 3 次清蒸三文鱼，其富含的 ω–3 脂肪酸能改善血管弹性。深色蔬菜要占每日蔬菜量的 1/2。紫甘蓝里的花青素是天然抗氧化剂。

警惕隐形糖分

一些酸奶的含糖量可能超乎想象，选择无糖酸奶配新鲜蓝莓更明智。警惕"0 蔗糖"陷阱，麦芽糖浆、果葡糖浆同样是升压帮凶。

3. 一日三餐的实践智慧

早餐别再用咸菜配白粥，试试燕麦片（40 克）+ 水煮蛋 + 凉拌木耳。午餐在外就餐时，准备一碗清水涮去菜肴表面浮油，这个动作能让油脂摄入减少 30%。晚餐遵循"211 法则"：2 拳大小的蔬菜、1 掌大小的优质蛋白、1 拳大小的主食，推荐用荞麦面替代精白面做的面条。

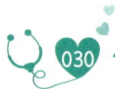

4. 特殊场景的应对锦囊

应酬时主动点份清炒时蔬，用"最近在调理身体"等恰当的说法替代尴尬的说辞；加餐选择原味坚果（每日 15 克）或低糖水果（如苹果、草莓）；服用利尿剂的人，可适量增加莲子、香蕉等补钾食物。

5. 饮食之外的协同作战

每周 5 次、每次 30 分钟的快走，能使收缩压下降 4 ～ 9 毫米汞柱。吃饭的时候，尽量放下手机，用 15 分钟专心吃完一餐，这样大脑的饱腹感信号会更灵敏。

坚持用杂粮饭替代白米饭，每日快走半小时，看看你的血压有没有改善。降压饮食从来不是独奏曲，而是需要和睡眠管理、压力调节共同谱写的健康协奏曲。

用当季的新鲜食材，采取科学的营养配比，让每一口食物都成为温柔的降压良药。下次买菜时，不妨在购物车里多放一个西蓝花，少拿一包火腿肠，这个简单的选择，可能就是血压回归正常的开始。

高血糖患者吃饭指南——吃饱吃好不升糖

确诊糖尿病后，你是不是每天吃饭拿着食物秤？连半个苹果都要切成四瓣吃？这样的场景在糖友的生活中并不少见，但医学研究发现，真正有效的控糖从来都不是"算数题"。糖尿病患者该怎么吃，才既能稳住血糖，又能吃得有滋有味呢？

1. 糖尿病患者吃饭的三大原则
挑对主食，把白米饭换成"三色饭"

《中国 2 型糖尿病防治指南（2020）》建议每日主食为 200 ～ 300

克，其中全谷物占 1/3 以上。所以可以把白米饭改成糙米 + 红米 + 燕麦（3∶1∶1）。

会吃肉比不吃肉更重要

每餐摄入 50 ～ 150 克优质蛋白可延缓胃排空速度。优质蛋白 + 健康脂肪：鱼类、豆类、坚果搭配橄榄油等。

蔬菜当主食吃

每日摄入高膳食纤维食物 250 ～ 500 克（蔬菜、全谷物）。

2. 一日控糖饮食计划示例

早餐

煮鸡蛋 1 个 + 燕麦粥（纯燕麦 50 克）+ 凉拌菠菜。

搭配原理：高纤维延缓糖吸收，优质蛋白增加饱腹。

午餐

糙米饭（80 克）+ 清蒸鱼（150 克）+ 蒜蓉西蓝花（200 克）。

注意：先吃蔬菜，再吃蛋白质，最后吃主食。

晚餐

杂粮馒头（荞麦 + 全麦粉）+ 豆腐海带汤 + 炒莴笋。

加餐：无糖酸奶 100 克 +10 颗杏仁。

糖尿病饮食应以低 GI 值优先：选择 GI ≤ 55 的食物，避免 GI ≥ 70 的食物。

3. 容易被忽视的控糖细节

烹饪方式：蒸煮优于煎炸，避免勾芡、淋糖醋汁。

进食顺序：蔬菜→蛋白质→主食，降低血糖波动。

用拳头代替称量：主食 =1 个拳头、蛋白质 = 掌心大小、油脂 =1 个拇指节。

血糖监测：建议餐后 2 小时血糖每升 < 7.8 毫摩尔。

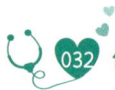

个体化调整：需结合药物、运动量调整饮食方案。

4. 给糖友的实用建议

每餐保证 3 种以上颜色食材。

记住"211"口诀：2 拳蔬菜、1 掌蛋白质、1 拳主食。

无糖食品 ≠ 随便吃。有些无糖饼干的碳水化合物含量反而更高。

记住：控糖不是过艰苦的生活，好饮食既要控糖，更要滋养生活。

高血脂患者的健康饮食

高血脂就一定要吃药吗？先别急着吃药，有些高血脂通过饮食就能逆转。

1. 为什么吃错饭会"要命"

高血脂就像血管里的定时炸弹。真正的"血管杀手"是你每天的早餐油条配豆浆，午餐红烧肉盖饭。每顿高油、高糖的饮食都在给"炸弹"添火药。更可怕的是反式脂肪酸，它能让坏胆固醇飙升 40%。这类"坏"脂肪藏在蛋糕、奶茶、油炸食品里，就像披着羊皮的狼。但是，也别以为高血脂肯定是肉吃多了，天天吃素有可能还会让你的血脂不降反升。

那到底应该怎么吃呢？

想要对付高血脂，记住这个健康套餐：低碳饮食 + 蛋白小王子 + 脂肪的好伙伴。

首先说这"低碳"，不是不吃碳水化合物，是得吃得聪明。很多人大米、面食吃得多，然而大米、白面吃多了，血糖就会嗖嗖地往上升，不光胰岛素压力巨大，血脂也会跟着凑热闹。所以我们要

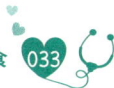

把精米、精面，换成燕麦、糙米、藜麦、玉米、土豆、红薯这些粗粮。燕麦中的 β－葡聚糖就像血管清道夫，能吸附 30% 的胆固醇并使之排出体外。再来点绿油油或者根茎粗的蔬菜增加膳食纤维摄入量，这样一来，血糖稳了，血脂也就不能兴风作浪了。

接着说"蛋白小王子"。就是鱼、肉、蛋、奶、豆制品，一个都不能少。它们是身体的润滑油，细胞没它们可不行。平时多选鱼虾、鸡鸭等白肉，红肉也不要排斥，但最好每周不超过 3 次，每次不超过巴掌大。推荐吃去皮的鸡胸肉、鸭胸肉。三文鱼每周吃 2 次（每次 150 克），其 ω–3 脂肪酸堪比天然降脂药。蛋白质补起来，血脂代谢才顺畅。所以这个优质蛋白，可得补好了！

再来说，"脂肪的好伙伴"——不饱和脂肪酸。别一听见脂肪就害怕，比如，深海鱼里的不饱和脂肪酸，那可是血脂的好朋友。深海鱼嫌贵？没事，草鱼、鲤鱼这些也挺好，既能补蛋白质又能补好脂肪。坚果也行，但别贪多，一把就够了，毕竟坚果里的饱和脂肪酸也不少。核桃中的 α－亚麻酸能补充好胆固醇。适当补充益生菌还能带走肠道内的坏胆固醇。

蔬菜新吃法：深色蔬菜要占蔬菜总量的 2/3。西蓝花焯水后加亚麻籽油凉拌，能保留更多抗氧化物质。每天必吃 1 拳头量的菌菇。香菇中的香菇嘌呤能调节胆固醇代谢。

最后，油炸的、含反式脂肪酸的食物，还有甜品，高血脂的朋友们赶紧把这些拉黑，别让它们坏了你的健康大局。在花生油的基础上增加橄榄油、山茶油、亚麻籽油（每日 25 克），多种油交替或配合使用。记住凉拌用初榨橄榄油和亚麻籽油，炒菜用精炼橄榄油或山茶油搭配花生油。水果也别光挑甜的，香蕉这种低调的含钾高手，也是你的明智之选。

2. 专家私房食谱

早餐：燕麦南瓜粥（50克燕麦+100克南瓜）+水煮蛋+凉拌黑木耳。

午餐：杂粮饭（糙米+黑米+红米）+清蒸鲈鱼+蒜蓉西蓝花。

晚餐：山药小米粥+香菇炒鸡胸+凉拌菠菜。

加餐：200克低糖水果（苹果/蓝莓）+10克坚果。

这套吃法，不仅适合血脂高的朋友，健康的朋友按这个套路来吃会更健康。当然，好睡眠、常运动，一样也不能落下，身体这台机器，得好好保养，才能跑得长久。

记住，你的餐盘就是最好的降脂药，每一口都在决定血管的未来。下次体检时，你会感谢现在认真吃饭的自己。

痛风患者，这三种调味料要少吃

以下这三种常用的调料可能会引起高尿酸，诱发痛风，一定要少吃！

第一，蚝油。100克蚝油含嘌呤200多毫克。经常吃的话尿酸会升高。高尿酸的人最好少吃或不吃。

第二，豆豉酱。它的主要原料是黄豆，吃多了，体内的嘌呤含量会上升，导致尿酸无法正常代谢。

第三，料酒或黄酒。它们是含有酒精的，酒精能让我们体内的乳酸堆积，造成尿酸代谢困难，加重痛风。

除此之外，痛风患者还要注意日常生活管理。

饮食方面，要保证充足的饮水量；避免摄入酒精、含糖饮料及动物性高嘌呤食品；增加新鲜蔬菜的摄入量。

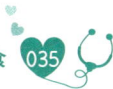

痛风患者一滴酒也别碰

都知道痛风患者不要喝啤酒，但是有些人说："我明明没有喝啤酒，痛风怎么还是折磨着我？"你要知道，什么酒都会干扰尿酸的排出。

1. 痛风的"酒精陷阱"比你想象的可怕

痛风是体内尿酸代谢失衡引发的"化学结晶灾害"。当尿酸浓度超过每升 416 微摩尔的警戒线（相当于一桶水快溢出来的状态），就会有针状结晶析出堆积在关节。这些"小钢针"一旦被免疫系统发现，就会引发剧烈的炎症反应。

酒精对痛风的伤害是双重暴击：一方面直接干扰肾脏排泄尿酸的功能，就像给排水管道塞了个塞子；另一方面促进嘌呤代谢生成更多尿酸。

2. 所有酒类都是痛风的"帮凶"

虽然啤酒被称作"痛风催化剂"（每瓶含有 50 ~ 100 毫克嘌呤），但其他酒类同样危险。黄酒在发酵过程中会产生大量嘌呤前体物质，其危害是啤酒的 2 倍；白酒虽然嘌呤含量低，但高度酒精会直接造成肾脏的排泄功能瘫痪。就连看似温和的红酒，每天超过 150 毫升也会显著升高尿酸。所以痛风怕的不是啤酒，怕的是酒精。更可怕的是，酒精与海鲜、内脏等高嘌呤食物往往相伴出现，形成"致命组合拳"。所以不管是红的、白的，还是啤的，最好都别喝。

不要再有"少喝点没事"的侥幸心理了，毕竟，能自由自在地行走、安睡，才是人生最珍贵的体验。

痛风患者不能吃海鲜吗

这种说法不全对，要看食物当中嘌呤的含量。食物按嘌呤的含量多少分为三类。低嘌呤的食物可以吃，在痛风发作期间，中嘌呤的食物尽量限制一下，高嘌呤的食物就尽量不要碰了。

主食里除了豆类属于中嘌呤食物，土豆、红薯、各类米面都属于低嘌呤食物。肉类当中除了动物的血液属于低嘌呤食物，大部分肉都属于中嘌呤食物，个别的属于高嘌呤食物。海鲜当中，海参、海蜇皮、鳜鱼，属于低嘌呤食物，但大部分海鲜属于高嘌呤食物。蔬菜中，豆芽、紫菜、香菇、芦笋属于高嘌呤食物，其余少部分属于中嘌呤食物，大部分蔬菜属于低嘌呤食物。

痛风患者也要少吃糖，你知道吗

痛风患者，含糖的饮料、高糖的食物、水果，都得少吃。为什么呢？

第一，吃太多糖的话，身体分泌的胰岛素会增多。胰岛素会促进尿酸的合成，而尿酸排不出去，血尿酸就会升高，时间一长，就会形成胰岛素抵抗，让血尿酸长期超标。

第二，水果里含有果糖，如果短时间吃了大量的果糖，也会加速体内嘌呤的分解和代谢，让我们的身体合成更多的内源性尿酸，就可能加重高尿酸血症，诱发痛风急性发作。

第三，糖本身是人体的重要热量来源，会增加我们的食欲，使我们不知不觉就吃太多。长此以往，不但容易长胖，也不利于尿酸的排出。

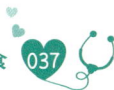

痛风患者可以喝豆浆吗

"尿酸高不能吃豆腐、不能吃肉、不能吃蘑菇……"这些流传甚广的说法，让很多患者陷入"只能喝西北风"的困境。事实上，最新医学共识指出：过度限制饮食反而可能加重代谢紊乱。有的患者严格吃素三个月后，尿酸不降反升，甚至还出现营养不良。这正是极端饮食的典型后果。

那么痛风患者可以吃豆腐、喝豆浆吗？

当然可以。

干大豆确实嘌呤含量比较高，但是大豆经过浸泡、碾磨、加水稀释，加工成豆制品后，嘌呤含量会明显减少。除了腐竹、豆皮为高嘌呤食物，其他豆制品嘌呤含量都不算高。比如平时喝普通浓度的豆浆 100～200 毫升，吃豆腐 50～100 克，都是可以的。需要注意的是，肾功能不全者需在专科医师指导下食用。

为保证营养均衡，主食、新鲜的蔬菜水果都是要吃的。

痛风患者，绝对的低嘌呤饮食不推荐

对于痛风患者和高尿酸血症的人来说，一些高嘌呤的食物是要避免的，像我们大家普遍都知道的动物内脏、鱼虾、鱼子等。

但是研究发现，严格按照低嘌呤饮食，也只能降低 60% 左右的尿酸值。什么是严格低嘌呤饮食呢？就是不能吃肉、主食，很多蔬菜也不能吃。如果长期坚持这么吃，很快就会营养不良。有很多研究表明，吃富含嘌呤的蔬菜和总蛋白质的摄入量都跟新发痛风风险没有关系。

只限制嘌呤最高的那几种食物就可以了，不推荐真正的低嘌呤饮食。建议尿酸高的人采用以下饮食结构：

保证充分的蛋白质，尤其是低脂奶和乳制品，以及大豆这类植物蛋白；少吃海鲜，尤其是甲壳类海鲜，不包括海鱼。每周可以吃 1 ～ 2 次鱼；多吃粗粮而不是精细粮，尽管粗粮嘌呤含量普遍比精细粮高；少吃肥肉这类富含饱和脂肪酸的食物。少吃红肉，牛、羊、猪等动物的肉，每周别超过两次；多吃蔬菜保证维生素的摄入。尽管有些蔬菜的嘌呤含量比较高，如西蓝花、蘑菇等，但仍然可以食用；避免酒精饮料和含糖果汁。

尿酸高了，该怎么吃

很多人以为尿酸高等于痛风，其实痛风只是冰山一角。血液中过饱和的尿酸会像细沙一样沉积在肾脏、血管壁，悄悄损伤肾功能，加速动脉硬化。数据显示，每升血尿酸每升高 60 微摩尔，患高血压的风险增加 25%，患糖尿病的风险增加 17%。

我们都知道尿酸高的人要尽量避免高嘌呤的食物，那么到底应该怎么吃，才能更好地控制尿酸呢？

1. 蛋白质要择优而食

放心吃：鸡蛋（嘌呤含量为 1 毫克 /100 克）、低脂或脱脂牛奶（嘌呤含量为 9 毫克 /100 克）、北豆腐（嘌呤含量为 68 毫克 /100 克）、豆浆、豆腐，以及海蜇丝（嘌呤含量为 9 毫克 /100 克）、牛蹄筋（嘌呤含量为 40 毫克 /100 克）、猪血（嘌呤含量为 40 毫克 /100 克）、银鳕鱼（嘌呤含量为 65 毫克 /100 克），都是可以放心吃的。

适量吃：红肉每周 ≤ 2 次，优先选择猪里脊（嘌呤含量为 65 毫克 /100 克）、牛腱子（嘌呤含量为 83 毫克 /100 克）。像猪肉、牛肉、羊肉这些都属于红肉，如果长时间不吃难受可以吃点，但是一定要少吃，还有一些海鱼偶尔也可以吃一点，但最好一周别超过两次，每次小于 100 克。

避免吃：猪大肠、猪肝（嘌呤含量为 275 毫克 /100 克）、鹅肝、鸭胗等动物内脏；带壳的海鲜如海虹、生蚝、螃蟹、基围虾等，还有紫菜（嘌呤含量为 415 毫克 /100 克）、鱿鱼（嘌呤含量为 244 毫克 /100 克）、沙丁鱼（嘌呤含量为 345 毫克 /100 克）、鸡胸肉（嘌呤含量为 208 毫克 /100 克）。这些东西一定要避免，能不吃就不吃。

2. 主食要粗细搭配

多吃粗粮而不是精细粮，尽管粗粮嘌呤含量普遍比精细粮高。土豆、地瓜、玉米、小米、大米等都是不错的选择。推荐组合：燕麦 + 小米 + 玉米糁（1 : 1 : 1），每日摄入 200 ～ 300 克。

注意：完全戒主食会升高血酮，反而会抑制尿酸排泄。

3. 蔬菜放心吃

大多数蔬菜的嘌呤含量不高，像冬瓜、黄瓜、绿豆芽、大白菜、番茄都是可以放心吃的。

但是有人说西蓝花的嘌呤高。这个要看它跟谁比。它在一众蔬菜中，确实属于高嘌呤的。别的蔬菜才十几毫克的嘌呤含量，西蓝花却有 58 毫克 /100 克，但是放在众多食物中，它的嘌呤含量仅为猪肝的 1/5，仍然属于低嘌呤食物，可以放心吃。

需要注意的是，新鲜蔬菜和干蔬菜的嘌呤含量差异还是很大的。比如，都说蘑菇的嘌呤含量高，那指的是干蘑菇，比如鲜香菇每 100 克含 37 毫克嘌呤，属于低嘌呤食物，可以放心吃。但干的香菇和杏鲍菇嘌呤含量都高达每百克 400 多毫克，所以不仅要分清哪些食物含嘌呤高，还要根据它的干湿程度去区分。

4. 饮品选择有讲究

痛风怕的不是啤酒，是酒精。酒精会干扰尿酸代谢，所以不管是红的、白的、啤的，最好都别喝。含糖的饮料也要谨慎，里面含有很多果糖、葡萄糖，对尿酸代谢的影响不亚于酒。所以不仅是含糖的饮料和果汁，像葡萄、杧果、荔枝等含果糖高的水果也要少吃。浓汤含有很高的嘌呤，当然也不建议痛风的人喝。

平时注意多喝水，每天最好 2000 毫升以上，淡绿茶、柠檬水（不加糖）都可以。

痛风患者食物红绿灯清单

食物类别	绿灯食物（放心吃）	黄灯食物（适量吃）	红灯食物（避免吃）
蛋白质	鸡蛋、低脂奶、海蜇皮	瘦牛肉、淡水鱼	动物内脏、带壳海鲜
主食	燕麦、小米、山药	糙米、全麦面包	精制糕点、含糖饮料
蔬菜	大白菜、黄瓜、番茄	鲜蘑菇、菠菜	干香菇、紫菜（415 毫克）
水果	樱桃、草莓、猕猴桃	苹果、橙子	榴梿、椰枣（果糖＞60%）

三大烹饪秘诀降嘌呤

肉类预处理法：冷水下锅焯水 3 分钟，可去除 30%～50% 嘌呤。

蔬菜保鲜术：急火快炒比长时间炖煮更能保留营养。

调味新选择：用柠檬汁＋橄榄油替代沙拉酱，用葱、姜、蒜替代鸡精。

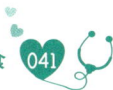

三个关键时间点要牢记

饭后 1 小时：散步 20 分钟促进代谢（不要剧烈运动）。

睡前 2 小时：喝 200 毫升温水 + 半根香蕉（补钾排酸）。

凌晨 3 ～ 5 点：床头放保温杯，口干时小口补水（防尿酸结晶）。

24 小时控酸时间表

7:00：晨起 300 毫升温水 + 半个柠檬汁。

11:00：加餐 10 颗樱桃（含天然降酸成分）。

19:00：晚餐后快走 30 分钟（促进代谢）。

22:00：睡前 200 毫升温水 + 半根香蕉（补钾防尿酸结晶）。

5. 必须知道的真相

轻微的高尿酸血症通过饮食调整可能会有一些效果，但如果长期高尿酸血症，血尿酸＞每升 540 微摩尔，想通过饮食调整是远远不够的，必须结合药物进行治疗，别只在急性发作的时候当回事。无合并其他疾病的高尿酸血症患者，当血尿酸绝对值超过每升 540 微摩尔时，需要开始药物治疗。合并有其他疾病（如心血管疾病、糖尿病、肾脏疾病等）的高尿酸血症患者，尿酸水平超过每升 480 微摩尔时，应开始药物治疗。

应对高尿酸还有一个很关键的点是减肥。脂肪组织会释放炎性因子，促进尿酸生成并影响尿酸排出。越胖的人，脂肪组织越多，对尿酸的影响就越大。许多研究证实，胖人减肥后的尿酸水平和患痛风的风险会有所降低。肥胖者减重 5%，痛风发作风险可降低 30%。所以，体脂率高的人一定要减肥。

任何单一食物都不能降尿酸，均衡饮食 + 合理运动 + 规范用药才是根本。建议每月监测尿酸值，找到适合自己的饮食平衡点。

老人最容易缺的营养，怎么补

1. 容易缺钙

人年纪大了，身体对钙的吸收利用能力会下降，如果钙摄入不足，很容易缺钙。像腰疼、腿疼、脚后跟疼、抽筋、牙齿松动脱落、驼背等都可能跟缺钙有关，所以老年人非常需要补钙。每天需要补充多少钙呢？每天要补够1000毫克钙。

建议每天保证300克的牛奶摄入，差不多就是一盒牛奶和一小盒酸奶。另外，大豆和蔬菜都是钙的食物来源。所以每天再吃100～150克豆制品和400～500克绿叶蔬菜基本就够了。

2. 容易缺维生素D

我们日常吃的食物中的维生素D是比较有限的，但晒太阳是获取维生素D非常方便的方法。我们每天直接让皮肤接受太阳照射20～30分钟就行。免费的阳光，不用白不用。但是尽量不要隔着玻璃晒。

如果有些老人出门不方便，或者有时阴天下雨没有太阳，可以给老人吃一些加了维生素D的强化食品或吃维生素D制剂来补充维生素D，每天补够600国际单位。

3. 容易缺铁

老年人对铁的吸收能力下降，并且造血能力也会随着年龄增长而减退，属于贫血的高发人群。所以补铁也是老年人平时需要注意的。

瘦肉、动物血、动物肝脏和贝壳类海产品（像蛏子、河蚌、蛤蜊）都是可以补铁的食物。建议每天吃50克左右的畜禽肉和50克左右的水产品，每个月吃2～3次动物血和动物肝脏。

特别提醒

　　别再指望吃大枣、黑木耳、黑豆、菠菜来补铁了。因为这些植物性食物中的铁是非血红素铁，吸收利用率很低，另外素食的老人最好通过强化食品、特殊配方食品或制剂来补铁。

4. 容易缺锌

　　一些海产品、坚果、动物内脏等含锌都比较高，能帮助老年人补锌。特别是生蚝，吃 50 克生蚝肉（差不多一只生蚝）就能满足全天锌的需求量。

　　除了上面说的这些，老年人还要注意蛋白质和膳食纤维的补充。肉、蛋、奶、豆都是优质蛋白的良好来源。有血脂异常、高血压等问题的老人，猪、牛、羊肉要少吃，可以吃一些富含 ω-3 脂肪酸的海鱼，像三文鱼、鳕鱼、青花鱼、鲈鱼、黄花鱼等，这不仅有利于心血管健康，也有利于防止肌肉流失。

　　同时多吃些新鲜蔬果和全谷物食物，如毛豆、胡萝卜缨、芹菜叶、苋菜、猕猴桃、燕麦米、燕麦麸皮、藜麦、荞麦、红豆、绿豆等来补充膳食纤维。如果担心老人嚼不烂，蔬菜可以切得碎一些，杂粮杂豆可以提前一晚用清水浸泡放冰箱冷藏一夜。

　　只有平衡的饮食，才能更好地保持身体健康。

老年人的健康饮食指南——吃对不费劲

　　一些年纪大的朋友经常喜欢喝白粥配咸菜，觉得年纪大了也吃不下别的。如果长时间这样身体可能就会出现贫血、骨质疏松等问题。这样的场景在老年群体中太常见了。随着年龄增长，味觉退化、牙齿松动、消化功能减弱，很多老人陷入"这不能吃、那吃不下"的困境。所以一些地区 60 岁以上老人的营养不良发生率较高。吃不对真的会拖垮身体！

老年人到底应该怎么吃才更健康呢？根据《中国居民膳食指南（2022）》我给大家总结出以下这些方面：

1. 优质蛋白要"挑三拣四"

很多老人以为"吃肉难消化"就戒了荤腥，其实蛋白质流失正是肌肉萎缩的元凶。建议每天吃够 1.2 克 / 千克体重的优质蛋白：

每天 1 杯奶（乳糖不耐者可选舒化奶 / 酸奶）。

每天 1 个鸡蛋（水煮 / 蛋羹最好消化）。

每天 100 ～ 150 克瘦肉（以鸡鸭鹅等白肉为主，猪牛羊等红肉可相对少一点）。

每周 2 ～ 3 次清蒸鱼（带鱼 / 鲈鱼刺少肉嫩）。

常吃豆腐（嫩豆腐拌小葱特别开胃）。

2. 补钙别指望骨头汤

人在 50 岁后身体的钙吸收率会下降 30%。每天要补够 1000 毫克钙：

早上一碗芝麻糊（黑芝麻含钙是牛奶的 7 倍）。

中午瘦肉 100 克 + 绿叶蔬菜 250 克。

下午加餐吃 5 颗无花果干或核桃、杏仁当零食。

晚餐做菜用北豆腐代替嫩豆腐（钙含量翻倍），再加上 150 克蔬菜。

每天晒 20 分钟太阳（促进维生素 D 合成）。

特别提醒 骨头汤钙含量并没有那么高，喝多了反而尿酸高！

3. 主食要"花心"

很多老人几十年只吃白米饭，其实粗细搭配更健康：

煮饭时加 1 把小米 / 燕麦片（增加 B 族维生素）。

早餐吃红薯玉米（膳食纤维防便秘）。

多吃黑米粥（含铁量是普通米的 6 倍）。

牙口不好试试山药南瓜泥（好吞咽又养胃）。

4. 吃蔬菜要"好色"

每顿饭都要有绿叶子菜，西蓝花等十字花科的蔬菜要多吃，深色蔬菜要占一半。水果切成小块，每天换着吃两三样。

番茄炒蛋（番茄红素抗衰老）。

胡萝卜炖牛腩（β-胡萝卜素护眼）。

西蓝花炒虾仁（叶酸保护心血管）。

凉拌紫甘蓝（花青素增强免疫力）。

5. 少食多餐巧加餐

老人每天除了正常三餐，还可以根据自身情况适当加餐：

上午 10 点：核桃仁 3 颗 + 酸奶。

下午 3 点：蒸苹果 / 香蕉半根。

晚上 8 点：热牛奶 200 毫升。

注意加餐与正餐间隔 2 小时，每次吃七分饱，以免影响消化。

油盐管控要严格：炒菜油每天不超过 3 汤匙（每天 20 ～ 30 克），盐勺换成小勺子，每天不超过一啤酒瓶盖的量（小于 5 克）。

6.做饭有妙招，牙口不好照样吃得香

很多老人因为牙口差、胃口差，吃两口就饱。这时候可以把蔬菜切碎做羹，或者用破壁机打成浓汤。

把硬菜变软：绿叶菜剁碎包饺子，茄子蒸软淋蒜汁，肉做成丸子好入口。

给食物提味：用香菇、虾皮中的天然鲜味代替重盐。

营养浓缩法：一碗小米海参粥顶三碗白粥，鸡蛋羹里加虾仁。味道好，营养更丰富。

7.活动形式要创新

带孙子、遛弯、打太极拳时拎个矿泉水瓶当哑铃，跳广场舞时加两个踢腿动作，都是好锻炼！记住十六字秘诀："能动就赞，多动更赞，量力而行，贵在坚持。"

特别要提醒子女们：多回家陪爸妈吃饭，定期带老人做营养评估。发现老人三个月瘦了10斤，或者总说"吃不下"，一定要及时找医生看看。记住：吃得好才是真的好晚年！

最后送大家四句顺口溜：

> 杂粮果蔬花样多，鱼虾肉蛋不能缺。
> 少油少盐多炖煮，带孙遛弯两不误。
> 定期体检量体重，营养丰富精神足。
> 儿女绕膝合家欢，长寿秘诀在幸福。

吃辣竟然能长寿

"吃辣上火""吃辣伤胃""吃辣爆痘"……这些老生常谈的养

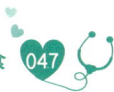

生警告，让很多人对辣椒避之不及。但最新科学研究显示——那些年我们错怪辣椒了！全球顶尖医学期刊连发重磅研究：爱吃辣的人不仅更长寿，还能降低心脏病、糖尿病、癌症三大"健康杀手"的威胁。我们看看这颗红彤彤的小辣椒里藏着多少惊喜。

1. 辣椒里到底藏着什么宝贝

辣椒的"辣"源于辣椒素，这种天然化合物就像身体的全能管家：

血管清道夫：能扩张血管、降血压，让血液跑得更顺畅，相当于给血管做 SPA。

代谢加速器：让细胞更高效地燃烧脂肪，坐着都能多消耗半碗饭的热量。

血糖调节员：帮助胰腺分泌胰岛素，像智能控糖仪一样稳定血糖。

肠道护卫队：培养益生菌，抑制有害菌，给肠道打造健康生态环境。

2. 吃辣有哪些好处

2021 年的一项研究统计了参与者不同的辣椒食用量（包括红辣椒、黑胡椒、新鲜辣椒、辣椒酱和辣椒油）。统计结果显示，与从不或很少吃辣的人相比，平时经常吃辣的人，全因死亡风险降低了 13%，心血管疾病死亡风险降低了 17%，癌症死亡风险降低了 8%，中风死亡风险降低了 20%。研究人员分析，吃辣椒降低了死亡风险，可能与辣椒中含有的抗氧化剂"辣椒素"有关。辣椒素可以促进脂肪代谢、增加能量消耗并改善血糖，从而降低肥胖和患代谢综合征的风险，最终降低心血管疾病等的死亡风险。

在人们的日常饮食中，辣椒最主要的作用还是开胃。因为辣椒含有消化酶，能帮助蛋白质分解，辣椒中的某些成分还会刺激大脑分泌更多的内啡肽，从而增进食欲。因此食欲不佳的人适当吃点辣，有开胃的好处。

对于平时不怎么吃辣的你来说，如果想尝试吃辣，可以从彩椒开始，感受其天然清甜，或者搭配酸奶、牛奶，缓解灼热感，也可以先吃主食垫胃，避免空腹吃辣。需要注意的是，胃溃疡、反流性食管炎患者还是要慎重吃辣，尽量不要吃。

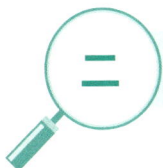

二 健康饮食的选择

鸡蛋每天吃几个好

每天到底吃几个鸡蛋好？吃多了会对胆固醇有影响吗？其实，吃鸡蛋的"安全数量"因人而异，关键要看三个细节。

1. 健康人：每天 1 ～ 2 个全蛋很安全

如果你是体检报告上胆固醇、血脂指标正常的人，完全不必战战兢兢。《中国居民膳食指南（2022）》明确建议：健康的成年人每天吃 1 ～ 2 个全蛋（蛋白 + 蛋黄）。

蛋黄里的胆固醇（约 200 毫克 / 个）≠ 血液中的胆固醇。人体有调节机制，健康人多吃一个蛋黄，身体会自动减少胆固醇的合成量，就像"水多了关闸，水少了开闸"，关键要看整体平衡。

真正要警惕的不是蛋黄，而是炸鸡、奶油蛋糕等食品里的"坏"脂肪，这些才是扰乱胆固醇代谢的元凶。

蛋黄可是营养宝库：卵磷脂、叶黄素、维生素 D 全藏在蛋黄里，扔掉等于浪费"营养精华"。

建议采用这些吃法：水煮蛋、蒸蛋羹、少油煎蛋（控制用油量）。

2. 胆固醇高、有心血管病的人：灵活调整

如果体检发现总胆固醇每升 > 5.2 毫摩尔或低密度脂蛋白胆固

醇（LDL-C）超标，可以这样吃：

每周吃3～5个全蛋，比如隔天吃1个全蛋，其余时间用蛋白补充。

避开胆固醇炸弹：猪脑（3100毫克/100克）、动物内脏（猪肝288毫克/100克）等，这些比蛋黄危险得多。

记住"2个限制3个保证"：限制饱和脂肪酸（肥肉、黄油等）、限制反式脂肪酸（糕点、油炸食品等）、保证优质蛋白（鱼肉、豆制品等）、保证膳食纤维（燕麦、苹果等）、保证 ω-3 脂肪酸（亚麻籽、深海鱼等）。

3. 有特殊需求的人：可以多吃蛋白

健身增肌人群：每天可吃2～3个全蛋+额外蛋白质（如鸡胸肉）。

孕期/哺乳期女性：每天2个全蛋没问题，胆碱和卵磷脂对胎儿大脑发育至关重要。

胆囊炎患者：急性发作期暂时不吃蛋黄，恢复期可少量吃（如每周2～3个）。

总结一下：

大多数人每天1～2个全蛋，安心吃。

胆固醇高的人全蛋控制在3～5个/周，重点是要减少肥肉、油炸食品等的摄入。

下次吃煮蛋时，放心咬下那颗金灿灿的蛋黄吧——吃得明白，才能吃得健康！

鸡蛋和牛奶一起吃到底行不行

经常有很多人问，鸡蛋和牛奶能一起吃吗？为什么会有这种奇怪的问题呢？牛奶、鸡蛋都是高蛋白质食物，含有人体必需的营养。对人体有营养的东西，只要不过敏，为什么不能一起吃呢？确实也有对蛋白质过敏的人。如果你的体质确实不适合吃这些东西，那就尽量少吃或不吃。也不能因为你吃得不舒服，就认为所有人都不能吃。人和人的体质有差别，不能因为这几个东西个别人不适合吃，就说这几个东西不能一起吃。还是那句话，不要人云亦云，自己要会独立判断和思考。

牛奶和豆浆哪个更有营养

很多人认为一定是牛奶更有营养。这个认知不一定对，得分开来看。如果为了补钙，肯定是牛奶营养价值更高。因为 100 克牛奶里大都含有 100 毫克或更多的钙，而 100 克的豆浆里平均才含有 5 毫克的钙。所以要想补钙，豆浆不如牛奶。但是如果你想补蛋白质的话，这两个差不多。因为无论是豆浆还是牛奶，每 100 克里都含有 3 克左右的蛋白质。再看膳食纤维。我们都知道，膳食纤维特别有利于通便。如果是想补充膳食纤维的话，那牛奶就不如豆浆了，因为牛奶里的膳食纤维是零，豆浆的膳食纤维含量是每 100 克含有 1.1 克。如果你喝豆浆的时候也把豆渣一起喝掉，那里边的膳食纤维含量会更高，而且豆浆里含有大豆异黄酮，是天然的雌激素，对心脑血管有好处，可以美容养颜，有改善月经不调、预防骨质疏松的功效。

奶茶里有"毒珍珠"吗

每次路过奶茶店，闻到飘来的香甜气息，总忍不住想点杯珍珠奶茶。可朋友圈里"珍珠有毒"的传言,又让人对着手机里的订单犹豫不决。其实这种担忧并非杞人忧天,但真相远比传言更耐人寻味。

1. 木薯的"毒素身份证"

木薯是一味带着双面属性的食材。它体内含有氰苷这种天然毒素,相当于自带"防身武器",氰苷水解后会转化成有毒的氢氰酸。数据显示,一些品种的木薯每千克生块根最高含有 400 毫克氰苷。

但人类早已学会与这种植物和平共处。就像我们吃杏仁要去皮、喝豆浆要煮熟,木薯也被我们"卸下了武装"。传统做法是将木薯切片后浸泡、晾晒、蒸煮,这就像给木薯做"排毒 SPA"。现代食品工业更是通过高温高压处理,让木薯做的珍珠里的氰苷含量降至每千克不到 10 毫克,完全符合安全标准。

2. 奶茶店的"安全密码"

走进任何一家正规奶茶店,操作间里成袋的木薯淀粉都是经过了"无害化处理"的。这些原料需要符合相关国家规定,相当于把原始毒素去除了 99%。就像超市里卖的盒装牛奶都经过巴氏杀菌,我们喝的奶茶珍珠也有自己的"安全密码"。

但街边小摊的"三无"珍珠可能存在隐患。这些珍珠往往颜色异常鲜艳,煮后弹性过大,就像橡皮球般 Q 弹得不自然。

3. 喝奶茶的三大法则

选择门店时,认准"SC 食品生产许可证",这相当于奶茶店的"健康证"。观察珍珠质地,正常木薯珍珠呈半透明灰白色,入口软糯带轻微嚼劲。特别要注意的是,孕妇和儿童每次饮用量不宜超过中杯,因为他们的代谢系统更敏感。

如果误食"问题珍珠"出现头晕、恶心等症状,要立即催吐并就医。

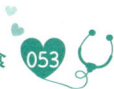

教你一眼识别瘦肉精

你知道吗？有些"瘦肉率超标"的猪肉可能藏着隐患。瘦肉精是一类人工合成的 β-受体激动剂（如莱克多巴胺），这类药物一般会加在猪的饲料当中，让这些猪的脂肪减少，提高瘦肉率。但是用了瘦肉精的猪肉会有药物残留，特别是在内脏中。瘦肉精吃多了容易引起急性中毒，会出现心慌、四肢颤抖等，严重的还可能导致染色体畸变，甚至可能诱发恶性肿瘤。

瘦肉精早就被国家明令禁止使用，但至今仍然还有个别不法养殖户在使用，真的让人非常气愤。那怎么辨别肉里是否有瘦肉精呢？

第一点，看颜色。正常猪肉呈淡红或粉红色，含瘦肉精的猪肉颜色相对更鲜艳。

第二点，看肉的脂肪含量。如果肉皮下面的脂肪层很薄，比如还不到 1 厘米，而且瘦肉和脂肪中间甚至有黄色的液体渗出，就要小心了。

第三点，验双章。正规猪肉必有两印 —— 蓝色"动物检疫合格"+ 红色"肉品品质检验合格"，缺一不可！所以买肉的时候一定要留心观察，而且最好是去正规的市场购买猪肉。

红肉和白肉哪个更健康

你喜欢吃红肉还是白肉？你知道哪种肉吃了更健康吗？常见的肉类中，如猪、牛、羊、兔等哺乳类动物的肉，都属于红肉；鸡肉、鸭肉、鱼肉、虾肉等，都属于白肉。

那红肉和白肉，哪个更健康呢？

红肉肌肉纤维粗硬，脂肪含量相对较高，含有丰富的铁、锌和B族维生素，对预防缺铁性贫血是很有好处的。但红肉所含的饱和脂肪酸比例较高，吃多了会增加血液当中的低密度脂蛋白、胆固醇和甘油三酯，不仅容易引起动脉粥样硬化，诱发心血管疾病，还会增加胰岛素抵抗，增加患糖尿病的风险。你要知道，即使是瘦肉，脂肪含量也不低，也不能不限量地食用，而且尽量不要吃油炸和腌制的加工肉。

白肉的脂肪含量比红肉低，蛋白质和不饱和脂肪酸含量较高，对心血管健康有利。老年人和患有脂肪肝、心血管疾病的人应该多吃白肉，蒸、煮都行。白肉虽好，但不饱和脂肪酸容易产生脂质过氧化反应，从而产生自由基和活性氧等物质，对人体的细胞和组织可能造成一定的损伤，吃多了也可能增加动脉硬化的风险。所以白肉也不能无节制地吃，尤其痛风患者要少吃海鲜。

红肉（猪牛羊）	白肉（鸡鸭鱼虾）
优势：补铁能手（血红素铁吸收率高），适合贫血人群	优势：低脂高蛋白，含护心的不饱和脂肪酸（如鱼油的 ω-3 脂肪酸）
风险：饱和脂肪酸多，吃多易堵血管、升血糖	风险：海鲜嘌呤高，痛风患者慎吃；高温油炸易产生自由基

膳食建议

红肉：每周 300 ～ 500 克，优先选择草饲牛肉。

白肉：每周水产类 300 ～ 500 克 + 禽类 300 ～ 500 克。

警惕加工肉制品：每周 ≤ 70 克（相当于 3 片培根）。

推荐吃法

普通人：红白肉搭配（如午餐 30 克牛肉 + 晚餐 50 克鲈鱼），

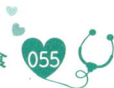

每天总量不超过 1 个掌心大小。

特殊人群：缺铁补红肉（每周 2 次猪肝），三高选白肉（清蒸鱼优先），加工肉（香肠、培根等）能不碰就不碰。

吃肉是门学问，选对品种、控制好量，才能"吃好又健康"。

火锅吃太多，当心得痛风

火锅吃太多会得痛风，你知道吗？

涮一次火锅所摄入的嘌呤要比一顿正常餐食摄入的嘌呤高数倍甚至数十倍。很多人在吃火锅的同时喜欢喝酒，尤其是啤酒。酒精会在体内分解产生乳酸，并抑制尿酸的排出，使血尿酸增加。痛风的发生率因此而增高。

如果你有痛风但又特别爱吃火锅，应做好以下几点：

尽量少吃动物的内脏以及海鲜。

先涮蔬菜，再涮肉片。因为菜的吸附能力很强，如果涮过肉的汤用来涮菜的话，菜会吸附汤里面的嘌呤、脂肪等物质。也可以将菜和肉分开来涮。

食材的选择也应以素食为主，搭配少量肉类。尽量选择清汤锅底。

喝清汤不喝浓汤，吃火锅的时间不要太长，最好控制在一个小时以内。因为时间一长，汤汁浓缩，汤中的亚硝酸盐和硝酸盐的含量会明显增加。

选择清淡的蘸料。蘸料味道重会加大食欲，导致各种食物摄入量增加。

吃火锅时，不要喝酒。可以把啤酒换成苏打水。尿酸高的人尽量做到滴酒不沾！

剩菜到底能不能吃

很多人问我：剩菜到底能不能吃？吃了有没有危害？这要看你剩了什么菜，剩了多长时间，以及你是怎么处理的。

我们要判断剩菜到底能不能吃，首先要明白为什么都说剩菜有危害。这是因为蔬菜里面含有硝酸盐，放置时间久了，细菌大量繁殖会形成亚硝酸盐，这对人体是有害的。所以就有了"剩菜不能吃"的说法。

剩菜能不能吃？记住"3个及时"

及时冷藏：饭后 30 分钟内分装（用浅口容器），冷藏温度 ≤ 4 摄氏度（细菌繁殖慢 60%）；我们吃完饭以后，如果有剩菜，要在第一时间把它放到冰箱里，低温保存起来。因为低温保存可以让细菌的繁殖减慢，亚硝酸盐形成得就比较少，对人体的危害自然也就少一些。

及时分类：叶菜类（菠菜、生菜等）亚硝酸盐多，建议当天吃完；根茎类（土豆、胡萝卜等）、肉类密封后可存 1 ~ 2 天。肉里边虽然没有硝酸盐，但是细菌在里边更容易繁殖，也会形成大量的有害物质，所以也要第一时间把它放到冰箱里面冷藏起来。

及时加热：吃前彻底煮沸 3 分钟，微波炉需加盖留缝，避免"外热内冷"。无论是肉还是菜，一定要加热，把它热透再吃。

虽然说处理好的剩菜是能吃的，但是最好不要超过 24 小时，因为冰箱也不能无限期保鲜。不过虽然我们不提倡吃剩菜，但是往往有时候把剩菜扔了确实怪可惜的，如果你处理得当，其实吃点剩菜危害并没有那么大。当然如果有条件的话，我们尽量还是吃现做的菜，这样更安全，更健康。

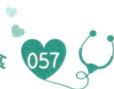

水果烂了一块，切掉还能吃吗

"这个苹果就烂了一小块，扔掉太可惜了，切掉坏的部分应该还能吃吧？"相信很多朋友都经历过这种纠结时刻。到底什么样的能吃，什么样的不能吃，我给大家说清楚。

1. 水果烂了分三种情况

外伤型（还能吃）：运输磕碰造成的褐色斑块，这种只是细胞破损，及时吃掉没问题。

冻伤型（尽快吃）：如香蕉放冰箱后变黑，果肉变软但无异味，建议 24 小时内吃完。

霉变型（不能吃）：表面已经长白毛、绿斑了，闻着有酒味，说明已被霉菌污染。因为霉菌产生的展青霉素，会通过果汁扩散至整个水果，这种就不要吃了。

2. 正确处理

硬质水果（苹果、梨）：腐烂直径＜1 厘米，切掉周围 2 厘米范围的果肉。

软质水果（桃子、草莓）：只要出现霉斑，整颗都要扔掉。

柑橘类：剥开发现果肉干瘪但无霉斑，可以食用。

3. 特殊人群

婴幼儿、孕妇、化疗患者等，哪怕水果只有一小块霉点，最好也要整颗丢弃。

4. 贮存小贴士

磕碰过的水果要当天吃掉。

霉变水果要单独装袋丢弃，避免污染其他水果。

热带水果（杧果、香蕉）不要放冰箱。

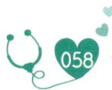

冰箱冷藏室湿度保持在 85% ～ 90% 最佳。

最后提醒大家：水果表面出现超过 1 元硬币大小的腐烂，或者能闻到明显发酵味，就不要再想着"抢救"了。毕竟看病的钱可比几个水果贵多了！

这些家常食物有毒

每年有很多人因食物中毒就医，其中 60% 都是吃了"看似没问题"的食物。

1. 发芽土豆、青番茄：厨房里的隐形杀手

发芽土豆含有龙葵素，这种天然毒素在发芽土豆芽眼周围的含量会飙升 50 倍。遇到这种发芽的土豆，不管你是削皮，切掉发芽的部分，还是高温油炸，都不能去除龙葵素。最好还是选择表皮完整的好土豆。未成熟的青番茄也含有龙葵素，虽然含量没有发芽土豆高，但年老体弱者、孕妇儿童等还是应该慎重。一些特殊品种的青番茄龙葵素含量较低，一般可以放心食用。

2. 霉变坚果：致癌元凶藏得深

花生、瓜子发苦不是偶然，那是黄曲霉毒素在报警。这种 1 类致癌物，毒性比砒霜还大！所以建议密封罐装坚果并冷藏保存，发现苦味立即吐掉，且一定要漱口。

3. 红心甘蔗：甜蜜毒药最致命

"清明蔗，毒过蛇"不是传说。3- 硝基丙酸会破坏中枢神经，某地曾有食用红心甘蔗致 3 人瘫痪的案例。挑选秘诀：看切口是否洁白，闻有无酒糟味，如果发现甘蔗发红了，不建议食用。甘蔗汁要现榨现喝，存放超过 2 小时就容易滋生细菌。

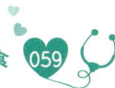

4. 变质生姜：厨房慢性毒药

研究发现，腐烂生姜的黄樟素含量是正常姜的 40 倍，持续摄入会引发肝细胞 DNA 突变，有致癌可能。保存妙招：把生姜洗净晾干裹上厨房纸冷藏，可存 1 个月。发现表皮发黏立即丢弃，别心疼钱！

5. 半生腌菜：亚硝酸盐定时炸弹

腌菜第 3 ~ 14 天是"毒性高峰期"，亚硝酸盐含量有可能超国标 30 倍。安全吃法：要么吃 4 小时内的"跳水泡菜"，要么等足 30 天。推荐用玻璃罐腌制，加维生素 C 片可减少毒素。

6. 假沸豆浆：温柔的致命诱惑

煮豆浆的时候一定要煮熟。如果喝了未完全煮透的豆浆也会导致中毒。皂苷毒素在 80 摄氏度时会产生密集泡沫欺骗眼睛，必须煮沸后再熬 5 分钟。

7. 隔夜木耳：细菌培养皿

泡发超 4 小时的木耳会滋生椰毒假单胞菌，其代谢物的毒素耐高温且无特效解药。正确做法：冷水泡发木耳不超过 2 小时，或用 40 摄氏度温水泡 30 分钟立即烹煮。

食物安全无小事，记住"三查原则"：查外观（霉斑/变色）、查气味（异味/酒味）、查质地（发黏/变软）。建议每周给冰箱做次"大扫除"，超过保质期的食物直接丢弃。健康从来不是赌概率的游戏，别让"应该没事"的侥幸，毁掉全家人的幸福。

含糖饮料当水喝，后果你承受不起

随着人们生活水平的提高，越来越多的含糖饮料被开发出来。

但是甜饮料喝多了也会对我们的身体造成伤害。

1. 牙齿损伤

含糖饮料有大量的糖分，在通过口腔后，往往会有少量糖分残存在牙齿的缝隙中，这些糖分会导致口腔中的细菌大量滋生并附着在牙齿表面。这就可能会造成牙齿龋坏、牙齿变色和牙齿松动。特别是长时间喝碳酸饮料，牙齿会受到碳酸的腐蚀，表面会变得不平整，甚至还会影响儿童乳牙的健康和未来恒牙的发育。

2. 肥胖

含糖饮料糖分极高。一罐可乐所含的热量接近一碗米饭（150克），所以想减肥，请远离含糖饮料。

3. 糖尿病

糖尿病是一种需要引起重视的疾病。目前的无糖饮料中很多含有大量的代糖，这些代糖会对人体产生影响，影响激素的分泌，也会对糖尿病患者产生不良影响。

4. 肾脏问题

经常喝饮料的人容易患慢性肾炎、肾结石等疾病。这是因为饮料中往往含有添加剂、防腐剂、人工合成甜味剂、人工合成色素等。这些物质想要排出体外，就需要经过肾脏代谢，所以摄入过多会给肾脏造成较大压力，甚至会对肾脏产生伤害。

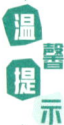

温馨提示

虽然饮料可以给我们带来愉悦感，但是建议大家喝饮料一定要适量。

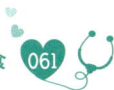

一个月不吃糖会怎样

有人亲身做了这个试验。结果你可能真的想不到。

试验刚开始时很让人头疼！因为市场上大部分食品几乎都是含糖的。所以他每天只能喝白开水，吃一些含糖比较低的瓜果蔬菜等天然食物。

第一周他就感觉浑身不舒服，总觉得饿，情绪也不稳定，甚至还胡思乱想。因为当我们吃甜食的时候，大脑会释放多巴胺。多巴胺让人产生幸福感。而糖吃多了以后，血糖就会马上升高，这时胰岛素发挥作用，血糖很快又会降下来，大脑就会发出信号，让你赶紧吃糖。这样反复几次，我们就控制不住想要吃糖来满足自己的欲望。这就是为什么有人吃甜食，越吃越上瘾。

到了第二周他的情绪就开始稳定了，觉得也没那么容易饿了。

到了第三周，他对糖已经没有太大的欲望了，也不再赖床，更有活力了。

过了一个月，他在没有增加任何运动量的情况下，瘦了接近10斤，连血压和胆固醇也降下来了，皮肤也变好了。整个人看上去非常精神。

你看，不吃糖对我们身体有这么大的好处。根据世界卫生组织（WHO）的建议，成年人每天摄入游离糖最好不要超过25克。什么意思呢？拿一瓶可乐来说，500毫升的可乐，所含糖分是63克，换算一下，差不多200毫升就有25克的糖。也就是说你一天只能喝不到半瓶可乐，否则糖就超标了。有人可能不服，说我天天喝可乐也没感觉怎么样。现在没感觉，不等于真的没问题。很多成年人处于糖尿病前期，都跟不健康的饮食方式有关系。而且糖吃太多不仅会长胖，还会影响我们的胰岛素水平，更会使人易患一系列疾病。不过，话又说回来，要想完全戒掉糖是不太现实的。因为糖是人体所需的三大营养元素之一，缺了糖可不行。

糖属于碳水化合物。如果人的身体长期缺乏碳水化合物，就很容易营养不良、免疫力下降。况且很多瓜果蔬菜里面都含有糖，你也不可能真的把它戒掉。所以我们平时应该尽量少吃一些精加工的食物，用酸奶或者水果来代替饮料、甜品，尽量避免摄入额外添加的糖。

"千滚水"致癌是真的吗

反复烧开的千滚水可能致癌，这是真的，但是你不要担心。因为你根本就喝不到真正的千滚水。

什么样的水叫千滚水？到底烧多少次才能致癌？说千滚水能致癌，是因为水里含有硝酸盐和亚硝酸盐，当水烧开以后，硝酸盐会转变为亚硝酸盐，而亚硝酸盐达到一定量的时候，对人体是有危害的。按照国家标准，每升水含 1 毫克的亚硝酸盐对人体是有危害的。我们平常用的自来水每升里面只含有 0.007 毫克的亚硝酸盐，把它烧开一次，亚硝酸盐的含量会增加到 0.021 毫克。如果连续烧开 20 次，亚硝酸盐含量会达到 0.038 毫克。按照这个增长速度，1 升水要反复烧开 1000 ～ 2000 次，才能达到危害身体健康的程度，然而烧 1000 次肯定会把水烧干，所以说这种千滚水你是喝不到的。

今后不要再随随便便把烧开了很多次的水给倒掉了，因为水很宝贵，不要浪费资源。

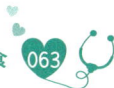

隔夜水真的会致癌吗

"上午烧的水,下午能喝吗?"答案肯定是能喝。那晚上烧的水,第二天天亮就不能喝了吗?都一样经过了几个小时而已,肯定也是能喝的。

还有人说:"隔夜水有亚硝酸盐,会中毒的。"其实我们平时喝的水里本来就有少量的亚硝酸盐。把水烧开,等待 30 分钟后,亚硝酸盐的含量会很稳定,隔一夜也不会有多大变化,真到中毒的地步,你得连喝几十升隔夜水!到时候可能都水中毒了,亚硝酸盐还没到中毒剂量呢。

另外,也不用担心隔夜水里有细菌,不干净。水烧开之后,绝大部分细菌已经死了,如果只是隔了一夜,细菌繁殖不了那么快。

的确,有时候隔夜水喝起来有怪味,这一般是空气里的二氧化碳溶进去后形成碳酸造成的,对身体没有影响。所以,以后放心喝水,别吓自己了。

喝自来水对身体有危害吗

"自来水烧开有白色沉淀是致癌物""氯消毒会生成强致癌物"。自来水真的会致癌吗?

1. 余氯问题

有人说:生水含氯,用来煮饭,不仅有毒还致癌。

首先要弄清这生水中的氯是从哪里来的。

自然界的水中可能会有各种细菌、微生物,如果不进行灭菌处理,从水库由管道直接传送到我们家家户户,水就真成了"细菌培养液"了。所以现在的自来水一般都需要加氯消毒,在未烧开的自来水中确实会有余氯。

那余氯对我们的健康有没有影响呢?

氯被归类为第 3 类致癌物,这是什么概念呢?也就是物质对人类的致癌性证据不足时,通常放在第三类别。目前还没有足够的证据证明氯的致癌性。所以有氯不代表就一定致癌。

实际上,我国自来水中的氯含量很低。世界卫生组织(WHO)对自来水余氯规定是不超过每升 5 毫克,而我国的规定更严格,为每升 1 毫克。实际输送到家里的自来水中的余氯量更低,可能每升不到 1 毫克,是符合安全标准的。

你要是不放心的话,可以闻一闻你家的自来水。氯有刺激性气味(漂白粉味),当水中氯含量超过每升 2 毫克时,多数人就能闻出来。而且在煮饭过程中,生水变成了开水,剩余的氯会被去除,加上高温本身也能消灭一些细菌。所以,喝烧开的自来水,用自来水煮饭、蒸食物是不会致癌的。

2. 水垢的真相

烧水壶里的白色沉淀其实是钙镁离子,这些物质反而能补充人体所需矿物质。有学者做过实验,连续饮用高硬度水(每升 450 毫克)三个月的人群,尿钙排泄量并无异常。

3. 重金属隐患

自来水厂采用活性炭吸附、臭氧氧化等深度处理工艺处理之后,自来水中铅、砷等重金属的检出率基本低于 0.001%。但要注意老旧小区可能存在的镀锌管道问题,如果担心的话,建议早上先放掉滞留水再使用。

4. 这些情况要特别注意

闻到刺鼻消毒水味，可能是二次供水设施污染，建议立即拨打12320 公共卫生热线；水体发黄浑浊，可能存在铁锈或微生物超标问题。长期未清洗的饮水机也可能成为健康隐患。超过半年未清洗的饮水机，菌落总数超标率高达 82%。

5. 家庭饮水安全指南

隔夜水放心喝：敞口放置 48 小时的开水，亚硝酸盐含量仍远低于每升 1 毫克的安全值。

安装净水器要科学：反渗透净水器会过滤掉所有矿物质，更适合水质硬度＞每升 450 毫克的地区。

正确烧水方法：水快开时揭开壶盖，让部分挥发性有机物随蒸汽排出。

管道维护提醒：2000 年前建的小区建议每两年请物业清洗一次水箱，自己家也可加装前置过滤器。

6. 真有可能致癌的水

有一种水是世界卫生组织（WHO）点名的"致癌水"——就是65 摄氏度以上的热饮！

这种水是 2A 类致癌物，即经过动物实验，致癌证据充分，对人也可能致癌。

为什么呢？我们的食管黏膜比较柔软娇嫩，一般来说，食管黏膜可耐受的热度不高于60 摄氏度，最适宜的温度为10～40 摄氏度。一旦超过这个温度，就容易导致黏膜损伤。

如果长期喝超过 65 摄氏度的热饮，食管黏膜在不断损伤—修复的过程中，就可能形成炎症，出现瘢痕、增生，甚至出现癌前病变乃至诱发食管癌。

所以，饮用水温以 25 ～ 37 摄氏度为宜。记住也不要吃太烫的食物啊。

白开水，你喝对了吗

渴了就喝水，人人都知道。但是一天当中有四个时间，我们最好喝点儿白开水。

第一，睡前喝几口水，既能保护我们的胃肠道，又能保护我们的神经和血管，而且有助于睡眠。

第二，起夜的时候喝几口水。因为夜间我们心跳很慢，血液流动速度也很慢。喝几口水能稀释血液，促进血液流动，降低心脑血管疾病的发病率。

第三，早晨起床以后，一定要先喝一杯水再活动。因为经过了一夜，通过皮肤的蒸发，加上排尿，储存在体内的水分流失了很多，血液黏稠度高了很多。临床发现，晨起时是心脑血管疾病的高发时间段。所以，早上起来先喝一杯水，能够较好地避免心脑血管疾病发作。

第四，午睡起来以后也要先喝一杯水，能保护我们的心脑血管。

晨起一杯水的喝法

第一，起来最好不要马上喝，应该先漱漱口，以防把繁殖了一夜的细菌和牙垢带到胃肠道里面去。当然，我们都知道人和细菌是共存的，所以只要你自己不在意，即便喝进去也没什么大碍。

第二，喝 45 摄氏度左右的温开水，不要喝什么盐水、蜂蜜水、糖水，因为只要我们正常饮食，盐和糖都不会缺少。

第三，喝 300 毫升就够了，而且不要牛饮，要一口一口慢慢喝。

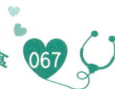

记住，早上这杯水特别重要，它不但能够降低一些心脑血管疾病的发病率，而且能够润肠通便，一定要坚持。

饭前喝水是帮助消化还是妨碍消化

这个问题要一分为二地看：如果你马上要吃饭了，这时候喝水确实可能会冲淡消化液，但如果在吃饭前半个小时喝一杯水，就是有利于消化液分泌的。为什么呢？因为水喝到肚子里21分钟后，它就能到达全身各处的细胞。喝水后半个小时，正好赶上消化液分泌的高峰期，这时候吃饭，就有利于消化。

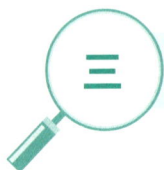

三 饮食的误区

阿斯巴甜真的致癌吗

食品安全一直是大家比较关注的话题。市面上出现的阿斯巴甜到底致不致癌？跟大家聊聊这个"甜蜜刺客"的真相。

1. 甜蜜的误会：阿斯巴甜到底是什么

阿斯巴甜这个化学名听起来很陌生，但它就藏在你每天喝的无糖可乐、吃的口香糖，甚至某些儿童维生素咀嚼片里。作为第三代人工甜味剂，它的甜度是蔗糖的 200 倍，却几乎不提供热量，这让它成为食品工业的宠儿。

然而，当国际癌症研究机构（IARC）将其列为 2B 类致癌物时，就像往平静的湖面扔了一块大石头。不过有意思的是，联合国粮食及农业组织（FAO）和世界卫生组织（WHO）联合成立的食品添加剂联合专家委员会（JECFA）却维持了每千克体重 40 毫克的安全摄入量。这种"左右互搏"让我们普通消费者彻底无所适从了。到底这个阿斯巴甜能不能吃呢？

致癌物分级不是简单的"有毒/无毒"判断题。2B 类致癌物意味着"可能对人类致癌但证据有限"，手机辐射、泡菜同属这个级别。与之对比，加工肉制品（如香肠、培根）是更危险的 1 类致癌物，红肉是 2A 类致癌物。这种分类反映的是证据强度，而不是实际风险大小。

动物实验显示，当小鼠摄入阿斯巴甜的量相当于成年人每天喝 12 罐无糖饮料的量时，某些癌症发生率略有升高。但需要强调的是：啮齿类动物的代谢与人的代谢差异很大，这样的剂量换算到人类身上，相当于要连续喝几十年才有可能达到风险临界值。

2. 剂量决定毒性：甜蜜的安全线

以每日允许摄入量 40 毫克每千克体重为例。比如，你的体重是 60 千克，相当于每天要喝 9 ~ 14 罐无糖饮料才会超标。对于绝大多数人来说，正常饮用根本达不到这个量。但有三类人群需要特别注意：苯丙酮尿症患者（无法代谢阿斯巴甜）、长期把代糖饮料当水喝的人群、孕期女性。

3. 甜蜜的替代方案

如果你仍然心存顾虑，可以尝试：

选择天然甜味剂：甜菊糖、罗汉果糖（注意看成分表）。

自制气泡水 + 新鲜水果。

循序渐进减少甜味依赖：把半糖奶茶逐渐换成三分糖。

学会阅读食品标签：警惕"无蔗糖"但添加其他代糖的陷阱。

4. 医生的建议

糖尿病患者，适量食用正规厂家生产的代糖食品，仍然是控制血糖的合理选择。与其纠结某一种添加剂，不如建立整体的健康饮食观：控制加工食品摄入，多吃天然食物，保持膳食多样性。

面对食品安全新闻，我们要做聪明的消费者：不恐慌盲从，学会看原始数据，理解风险量级。毕竟，比起阿斯巴甜的潜在风险，含糖饮料带来的肥胖等确定危害，才是更紧迫的健康威胁。

豆制品防癌的真相

不是说豆制品含雌激素吗？怎么还能抗癌？豆制品与癌症预防到底有没有关系呢？

1. 豆制品里的抗癌密码

大豆中蕴含的异黄酮堪称"植物界的智慧激素"。这些金黄色的活性物质虽然结构与雌激素相似，但活性仅有天然雌激素的千分之一。就像一把能打开细胞锁的"万能钥匙"，它们既能填补雌激素不足时的空缺，又能在雌激素过剩时抢占受体位置，实现精准的双向调节。

数据显示，日均摄入 20 ~ 50 毫克大豆异黄酮的群体，乳腺癌发病率降低 25%。一些癌症研究中心的统计更显示，豆制品摄入量前 1/5 的男性，患前列腺癌的风险下降 31%。

2. 吃豆制品需要特别注意的人群

甲状腺功能异常者应控制每日大豆摄入量在 30 克以内。

肾病患者要选择去除了豆渣的豆浆。

痛风急性期暂停食用，缓解期可适量食用豆腐（嘌呤含量仅为肉类的 1/3）。

3. 走出认知误区

豆制品致癌的传言多源于大豆异黄酮与乳腺癌的关系。实际上，适量摄入豆制品可降低 24% 的乳腺癌复发风险。正在接受内分泌治疗的患者，每天摄入 15 ~ 25 克大豆蛋白（约 300 毫升豆浆）是安全且有益的。

需要警惕过度加工的豆制品

含防腐剂的即食豆干的钠含量可能超标。

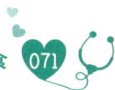

油炸类豆制品（油豆腐）的热量是普通豆腐的 3 倍。

一些豆浆可能添加了过量糖分，建议家庭自制豆浆时每升豆浆加糖不超过 20 克。

选择当季大豆，搭配菌菇类（富含硒元素）和十字花科蔬菜（含萝卜硫素），每周 3 ~ 4 次交替食用不同豆制品。记住，防癌从来不是某种食物的独奏曲，而是营养协同的交响乐。

被误解的豆浆

"少喝点豆浆，当心乳腺增生""豆浆不能配鸡蛋吃，要中毒的""痛风的人还敢喝豆浆？"你有没有听过这些说法？这些流传甚广的说法，让多少人错过了这杯"植物奶"的真正价值。

误区一：豆浆含雌激素会致癌

大豆中的大豆异黄酮是植物雌激素。它就像人体自带的"激素调节器"，能双向调节：当体内雌激素过高时（如乳腺增生），它会抢占受体位置降低刺激；当雌激素不足时（如更年期），又能发挥弱雌激素作用。

适量大豆制品可降低乳腺癌复发风险。

误区二：豆浆 + 鸡蛋 = 营养浪费

这个说法源于生大豆中的胰蛋白酶抑制剂。但经过充分煮沸，这种物质会被完全破坏。事实上，豆浆中的色氨酸 + 鸡蛋中的蛋氨酸，能形成更优质的蛋白质组合。早餐吃水煮蛋配无糖豆浆，既能补充蛋白质又增加饱腹感。对于喜欢健身的人也非常适合。

误区三：痛风患者不能喝豆浆

100 毫升豆浆的嘌呤含量约 27 毫克，远低于猪肝（275 毫克）

和带鱼（391 毫克）。痛风缓解期每天喝 200 毫升豆浆是安全的。急性发作期可以不喝，或者喝过滤后的稀豆浆（1∶10 豆水比），这样既能补充营养又能控制嘌呤摄入。

误区四：豆浆不如牛奶有营养

从营养密度看，牛奶的钙（每百克 104 毫克）和维生素 D 确实优于豆浆（每百克 15 毫克钙）。但豆浆富含大豆卵磷脂（健脑）、膳食纤维（调节肠道），且不含乳糖。最佳方案是交替饮用，比如，早上喝豆浆，晚上喝牛奶补钙。

误区五：豆浆加红糖会破坏营养

红糖中的有机酸确实会与蛋白质结合产生沉淀，但这就像牛奶遇到果汁会结块一样，并不会妨碍营养吸收。真正要注意的是红糖的高含糖量（96%）。长期饮用红糖豆浆会增加龋齿和肥胖风险。建议用 5 颗去核红枣替代红糖，增加天然甜味。

误区六：空腹不能喝豆浆

蛋白质在饥饿时会被优先分解供能，但不会"浪费"。就像吃鸡蛋搭配主食更合理，喝豆浆时搭配全麦面包或玉米，能延缓血糖上升，使营养吸收更充分。

误区七：自制豆浆会中毒

生豆浆中的皂苷确实会引起恶心呕吐，但只要煮沸后转小火再煮 5 分钟就能完全分解。可以参考这个做法：豆子提前浸泡 10 小时，用破壁机煮熟后，再倒入锅中沸腾 3 分钟，这样做出来的豆浆细腻又安全。

健康喝豆浆的 3 个诀窍

每天 300 毫升为宜，大豆蛋白摄入控制在 25 克以内。

更年期女性选择黑豆浆（花青素含量更高）。

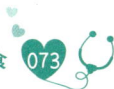

服用治疗甲状腺疾病的药物者，服药后间隔 1 小时再喝豆浆。

看着早餐店里热气腾腾的豆浆，别再被谣言吓退。这杯传承千年的"中国咖啡"，不该成为健康焦虑的牺牲品。用科学为传统美食正名，才是对健康最好的守护。

吃辣伤胃的真相

早上空腹吃辣胃里烧得慌？吃完火锅第二天厕所跑不停？每次吃辣都被家人念叨"伤胃"。这些真的是吃辣导致的吗？

1. 辣椒伤胃的 3 个误区

辣椒素≠胃黏膜杀手：最新《胃肠病学》研究证实，辣椒素能刺激胃黏膜分泌保护性黏液，就像给胃穿上一层"防护服"。

辣到胃痛≠胃损伤：辣感是神经刺激，就像吃薄荷的凉感，不代表器官受损（临床内镜数据显示，规律适量吃辣者胃黏膜状态良好）。

吃辣拉肚子≠肠胃弱：辣椒素会加速肠道蠕动，相当于给肠道做"健身操"，正常人 3 小时内会自行缓解。

2. 真正伤胃的"辣味陷阱"

工业辣精：某些廉价辣条添加的辣椒精（正己烷提取物）会破坏胃黏膜。

不良混搭：吃辣时配冰饮 / 烈酒，冷热交替刺激相当于用砂纸摩擦胃壁。

过期辣酱：开封 3 个月以上的辣椒制品易滋生黄曲霉毒素（1 类致癌物）。

3. "无痛吃辣指南"

黄金配比：每餐辣椒 ≤ 5 克（约 2 根小米辣）+ 必须配 1 份蛋白质（豆腐 / 鸡蛋最佳）。

缓冲吃法：先吃两口米饭 / 馒头垫底，辣菜和主食交替入口。

补救套餐：吃辣后喝 200 毫升温牛奶（乳糖不耐受者可选燕麦奶），胃部灼烧感立减 70%。

特别提醒

这 3 类人确实要戒辣：

①胃镜检查显示活动性溃疡；

②反流性食管炎发作期；

③正在服用阿司匹林 / 布洛芬等伤胃药物。

下次被说"吃辣伤胃"时，记得辣椒本身不背锅。学会正确吃辣方法，四川火锅里的毛肚、黄喉，湖南剁椒鱼头里的鲜香，江西拌粉的辣爽，都能成为你享受美食的底气。毕竟，辣椒传入中国 400 年，要真那么伤胃，早就被老祖宗踢出食谱啦！

这些水果千万别和药物一起吃

生活中很多常见的水果跟一些药物一起吃，会影响药效。哪些水果和药物属于"危险组合"？

1. 最危险的"水果刺客"

西柚（葡萄柚）——药物克星，与多种药物存在相互作用

西柚堪称"药物杀手榜"第一名，影响 50 多种药物代谢。它

含有"呋喃香豆素"，能抑制肠道的代谢酶，导致药物在体内蓄积。

高危药物：降压药（如硝苯地平）、降脂药（如阿托伐他汀）、抗焦虑药、抗过敏药（如非索非那定）。

潜在风险：药物血药浓度升高可能引发低血压、横纹肌溶解、肝损伤或心律失常（存在个体差异）。

注意事项：西柚汁、西柚相关加工品都要警惕，抑制作用可持续 24 ～ 72 小时。

柑橘类水果（橙子、橘子）——降压药"雷区"

柑橘类含较高的钾离子，与保钾利尿剂（如螺内酯）或 ACEI 类降压药（如依那普利）联用，可能增加患高钾血症的风险（尤其肾功能不全者）。严重高钾血症可导致心律失常，但需结合患者肾功能综合评估。

香蕉——利尿剂的"反作用搭档"

香蕉富含钾离子，与排钾利尿剂（如呋塞米）同服可能导致低钾血症；与保钾利尿剂同服可能加重高钾血症（风险人群：肾功能不全、糖尿病患者）。

2. 这些水果也应注意

水果	危险组合	后果
杨桃	肾脏疾病用药	肾衰竭患者食用可能诱发草酸盐肾病
柿子	铁剂、胃药（如奥美拉唑）	鞣酸阻碍药物吸收，建议间隔 2 小时服用

3. 科学服药指南

服药前看说明：药品说明书"禁忌"栏标注"避免与葡萄柚同

服"时，西柚、柑橘类水果都要避开。

间隔时间：建议服药前后 3 ~ 4 小时不要吃高危水果（西柚需间隔更久），可以选苹果、梨、西瓜等低相互作用风险水果。

下次吃药前，记得看看果盘里有没有这些"危险分子"。健康无小事，别让水果成了健康的绊脚石。

多喝骨头汤可以补钙吗

从生物的角度来说，骨头里的确有大量的钙质，但它属于生物钙。我们再怎么炖骨头，也很难熬出大量的容易被人体吸收的游离钙。有实验表明，1 千克的骨头炖两个小时以后，汤里面的钙浓度不到每百毫升 2 毫克，即便延长炖煮的时间，增加骨头的量，汤里的钙浓度也没有超过每百毫升 4 毫克。所以，骨头汤里其实没有多少钙，而且钙只有完全转化成离子状态，才能被人体吸收。很多人不服，又在里面加了一些醋，看能不能把更多的钙熬出来。实验的结果显示，我们要喝 25 升加醋的骨头汤才能获得和一盒牛奶差不多的钙。所以喝骨头汤补钙不怎么靠谱。

空腹喝牛奶会拉肚子吗

空腹喝牛奶会拉肚子，很多人都这么认为。那为什么有的人空腹喝牛奶会拉肚子呢？那是因为他本身缺乏乳糖酶。这要从牛奶的成分说起。牛奶里边主要是水、乳糖、脂肪和蛋白质，其中乳糖的消化需要乳糖酶。有的人先天缺少乳糖酶，所以喝进去的乳糖不能被消化。那么对于乳糖不耐受的一部分人，就会出现腹胀、腹泻、

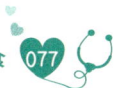

腹痛。这一部分乳糖不耐受的人也并不是不能喝牛奶，可以采取少量、多次的方式减轻乳糖不耐受的反应，或者通过食用酸奶和无乳糖牛奶来补充蛋白质，因为酸奶和无乳糖牛奶中的乳糖已经被水解成了半乳糖或葡萄糖。

吃核桃补脑吗

核桃的营养成分虽然很多，但要说补脑，那就不能指望它了。

构成人大脑的物质主要是蛋白质、水和脂肪等。长期吃核桃的确能改善一些大脑功能。大脑组织对氧化损伤十分敏感，摄入充足的抗氧化物质是必要的。而核桃果仁外层部分富含多酚类物质，在抗氧化方面有着较好的效果。但是，说到补充蛋白质，人不是吃了蛋白质就能补脑的。人发育到一定的年龄阶段后，脑细胞会处在一种不断死亡且永不复生和增殖的状态，此时补充蛋白质、水和脂质其实都于事无补。核桃所含的成分没有兴奋剂，不可能像咖啡因或某些激素那样短期内改变大脑的活动状态，因此根本谈不上有明显的补脑效果。况且很多所谓的补脑成分，其实都很难进入我们的大脑，更别提被大脑吸收了。不过，虽然核桃在补脑方面没有大家期待的那种功效，但它也含有大量的微量元素，每天坚持吃少量的核桃对我们的身体还是很有好处的。

喝粥养胃吗

人们总说："胃不好就喝点粥吧，喝粥养胃！"然而，喝粥真的养胃吗？不一定！每个胃不好的人，各有各的原因，如果不将胃病加以区分，喝粥非但不能养胃，反而可能伤害胃。那么，哪些胃病患者适宜喝粥，哪些胃病患者不宜喝粥呢？

消化不良者宜喝粥

粥通常煮得稀烂，属于半流质食物，由于其性状与胃消化后的食糜相差无几，因此胃无须对其进行长时间消化就可送入小肠中进行吸收。这样一来，就大大减轻了胃部的负担。

此外，喝粥还能促进胃酸分泌，促进食物消化，减少胃部积食，对于消化功能较弱的慢性萎缩性胃炎患者、消化性溃疡活动期患者来说，具有不错的胃部调理作用。从这个角度来看，喝粥确实能养胃。

胃酸过多者不宜喝粥

由于喝粥会刺激胃部分泌更多的胃酸，所以胃酸过多的人经常喝粥，可能会出现反酸现象，增加胃部负担。

对于胃食管反流患者来说，胃酸过多会增加对食管的伤害，因此不能经常喝粥；对于处于消化性溃疡愈合期的胃病患者来说，胃酸过多不利于溃疡的愈合，因此也不能长期喝粥。

喝粥养胃有 3 大讲究

冰粥不可取：把煮好的粥放在冰柜里，凉了之后取出来吃，是许多人在夏天会做的事。然而，冰粥虽美味，却并不适合虚弱的老年人、孩子和体质寒凉的人。冰粥喝得太多不但不能养胃，可能还会影响肠胃功能。

三餐不能都喝粥：适当喝粥对肠胃健康有益，但不必一日三餐都是粥，否则容易造成营养不良。

剩饭煮粥会伤胃：当天的饭吃不完，许多人为了不浪费，第二天会将其煮成粥。这种做法是可以的，但如果没有将剩饭煮透，粥

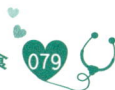

里的饭粒就会有点硬。胃酸分泌较少的人吃了没煮透的剩饭粥，可能会加重消化不良。

由于每个人的体质不同，喝粥养胃并不适合所有人，因此我们不能盲目相信。想要养好肠胃，除了要规律饮食，我们还要注意营养均衡，戒除烟酒，少吃辛辣刺激食物。

喝浓茶解酒吗

"喝多了？赶紧喝杯浓茶解解酒！"——这句话是不是听着特别耳熟？饭桌上推杯换盏后，总有人递来一杯浓茶，仿佛这是"酒后标配"。可第二天醒来，头疼得像被门夹过，胃里翻江倒海，你开始怀疑：这杯浓茶真的有用吗？咱们就揭开"浓茶解酒"的真相，聊聊酒后到底该怎么做。

1. 浓茶解酒的传说从何而来

浓茶解酒的说法，可能源于两个"美丽的误会"。

提神错觉：浓茶里的咖啡因能让人短暂兴奋，误以为"清醒了"，其实酒精还在体内作祟。

利尿误解：酒精本身就会导致脱水，所以酒后容易口干，喝茶后频繁跑厕所，以为能"排掉酒精"，实际上排出的更多是水分和电解质，反而可能加重脱水。

但真相是，浓茶不仅不解酒，还可能让醉酒更难受。因为浓茶中的咖啡因会刺激血管收缩，加重酒后头痛；同时与酒精协同作用，增加心脏负担；并且浓茶中的茶碱会再次刺激胃黏膜，容易引发恶心、反酸。

2. 真正有用的解酒方法

必做的三件事

喝温水：小口慢饮，补充水分，稀释血液中的酒精浓度。也可以适量喝些蜂蜜水，果糖可加速酒精代谢。

吃点碳水化合物：面包、馒头等温和主食，能减缓酒精吸收速度，给肝脏争取代谢时间。

侧卧防呛咳：如果已经意识不清，一定要侧躺，防止呕吐物堵塞气管。

绝对要避开的雷区

浓茶、咖啡：加重心脏和肾脏负担。

碳酸饮料：二氧化碳加速酒精吸收。

油腻食物：增加肝脏代谢压力。

冷饮：刺激痉挛的胃部。

下次再听到"喝浓茶解酒"的建议，你可以笑着摆摆手："不用了，给我杯温水就好。"记住，酒精代谢的速度是恒定的（每小时 10 ～ 15 毫升），任何食物都只是缓解不适，而非真正"解酒"。最靠谱的解酒药，其实是时间，还有你对自己身体的温柔呵护。毕竟，你的肝脏在加班处理酒精时，需要的不是一杯浓茶火上浇油，而是一句轻声的："慢慢来，我等你。"

吃菠菜补铁吗

"多吃菠菜补铁！"这句话是不是听着耳熟？从小到大，长辈总喜欢把菠菜当"补铁神器"。到底菠菜能不能补铁？看看真正的"补铁高手"到底在哪里。

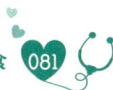

1. 菠菜补铁的真实面目

用数据说话：每 100 克菠菜含铁 2.7 毫克，这个数值看起来不错。但真相是：这些铁属于非血红素铁，吸收率仅有 1%～3%。就像银行账户里的定期存款，虽然数字好看，但急用钱时根本取不出来。

隐形拦路虎：菠菜里的大量草酸就像"铁锁链"，能把 60% 的铁牢牢锁住。更扎心的是，我们常吃的凉拌菠菜、清炒菠菜，经过高温焯水后，实际能吸收的铁可能连 0.3 毫克都不到。

历史误会：这个误区源自 1870 年德国学者的笔误，把小数点写错位置导致铁含量虚高 10 倍。后来虽然纠正了，但就像"传话游戏"，错误版本却流传至今。

2. 补铁不能靠单打独斗

健康人每天需要 15～20 毫克铁，孕妇需要翻倍。但我们的肠道就像智能闸门，会根据身体需求调节吸收率。当身体缺铁时，吸收率能从 5% 提升到 40%。

黄金搭档法则：凉拌菠菜的时候可以挤点柠檬汁，维生素 C 能将铁吸收率提升 3 倍。动物性食物里的血红素铁吸收率是植物铁的 3～8 倍。咖啡、茶里的单宁酸是"铁杀手"，餐后 2 小时再喝更明智。

警惕隐性饥饿：很多年轻女性追求"清淡饮食"，长期吃水煮菜+鸡胸肉，反而可能导致"隐性贫血"。有个案例：25 岁白领每天吃 300 克菠菜，半年后血红蛋白不升反降。

3. 怎样补铁才有效

会搭配：给铁找个"助推器"。

植物铁+维 C：菠菜炒彩椒、芝麻酱拌小白菜配橙子。

动物铁+酸味：青椒炒猪肝、番茄炖牛腩。

聪明加餐：两餐间吃些猕猴桃、草莓等"维 C 炸弹"。

选对"补铁王者"（每 100 克含铁量）。

鸭血（30.5 毫克）≈吃 11 碗波菜。

猪肝（22.6 毫克）≈吃 8 碗波菜。

蛏子（33.6 毫克）≈吃 12 碗波菜。

芝麻酱（50 毫克）≈吃 18 碗波菜。

烹饪小妙招。

动物肝脏先浸泡去血水，急火快炒锁住营养。

铁锅炒菜能增加 2 ～ 5 毫克铁。

血制品要彻底煮熟，搭配生姜去腥更安全。

下次再有人劝你"多吃波菜补铁"，你可以笑着告诉他：与其吃 10 盘波菜，不如来份青椒炒鸭血。记住这些饮食搭配口诀："荤素搭配铁不累，维 C 助攻更到位，浓茶咖啡别捣乱，营养均衡最宝贵"。当然，如果出现持续乏力、头晕等症状，还是要及时就医查血常规哦！

柿子和螃蟹一起吃会中毒吗

柿子和螃蟹真的不能一起吃吗？这个困扰我们的老问题，今天该有个科学说法了。

1. 是中毒还是消化不良

每年秋天急诊室都会接待捂着肚子的患者："医生，我吃了螃蟹和柿子，是不是中毒了？"有的检查结果让人意外：这不是食物中毒，而是胃里出现了"石头"。这些"石头"是胃石，是柿子中的鞣酸遇到蟹肉里的蛋白质，结合成的难以消化的鞣酸蛋白团块。

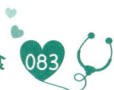

就像用 502 胶水把食物残渣黏成硬块，堵在胃里引发胀痛、恶心，严重时可能引发胃溃疡。

2. 科学拆解"食物相克"之谜

鞣酸的"黏人"特性

新鲜柿子特别是未完全成熟的柿子，鞣酸含量高达 4%（成熟后降至 0.5% 以下）。这种天然成分就像自带黏性的双面胶，遇到富含蛋白质的食物（每 100 克蟹肉含蛋白质 13.8 克）就会紧紧"拥抱"形成复合物。实验显示，同时摄入 50 克高鞣酸柿子和 200 克蟹肉，胃内形成胶状物的概率提升 3 倍。

胃肠道的双重考验

健康成年人胃酸 pH 值为 1.5 ～ 3.5，这种强酸环境本该分解食物。但鞣酸蛋白异常顽固，就像被水泥包裹的钢筋，既不怕酸也不惧消化酶。数据显示，空腹食用时胃石形成风险增加 60%，而在胃肠功能较弱的中老年人中这种情况的发生率是年轻人的 2.3 倍。

3. 智慧饮食的"加减法则"

做好"减法"

吃这两种食物应间隔 2 小时。

选完全成熟的柿子，就是果皮能轻松撕下的软柿子。

单次不超过 2 个柿子 +1 只蟹（约 200 克）。

善用"加法"

促消化食物清单：

生姜片（姜辣素促进胃液分泌）。

山楂水（有机酸增强酶活性）。

菠萝块（菠萝蛋白酶分解蛋白质）。

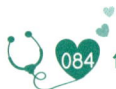

需警惕的高蛋白食物

酸奶（每 100 克含 3 克蛋白质）。

鸡蛋（每颗约含 6 克蛋白质）。

豆制品（每 100 克豆腐含 8 克蛋白质）。

需要特别提醒的是，糖尿病患者要注意柿子的含糖量（14%），痛风患者需注意螃蟹的嘌呤含量（81.6 毫克 /100 克）。如果出现持续腹痛、呕吐，别迷信"喝醋化结石"，及时就医才是正解。

与其战战兢兢遵守"食物相克"清单，不如掌握科学搭配的底层逻辑：任何食物过量都可能成为负担，多样、适量、适时才是健康饮食的真谛。

吃木瓜能丰胸吗

"吃木瓜能丰胸"的说法经不起推敲。我们来看看木瓜所含的营养成分：

木瓜酵素：这个传说中能"刺激发育"的成分，本质是蛋白酶。但经过胃酸洗礼后，它还没到达肠道就全军覆没了，更别说穿透重重屏障去丰胸了。

维生素 C：每百克木瓜中 43 毫克的含量确实优秀，但橙子含有 53 毫克维生素 C，彩椒含有 130 毫克维生素 C。很多食物的维生素 C 含量都要比木瓜高。更何况维生素 C 的作用是抗氧化，和脂肪堆积没有直接关系，自然起不到丰胸的效果。

类胡萝卜素：在体内转化为维生素 A 后主要维护皮肤黏膜健康，跟雌激素分泌八竿子打不着。

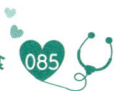

1. 真正的"胸部友好"饮食清单

与其迷信某种食物能丰胸，不如给身体提供均衡的营养：

优质蛋白：乳房组织的"钢筋骨架"。每天保证鸡蛋、牛奶、鱼肉、豆制品各一份。特别推荐三文鱼，其 ω–3 脂肪酸能维持细胞膜弹性。

健康脂肪：坚果和牛油果中的单不饱和脂肪酸，像智能填充物，能让脂肪分布更均匀。每天一把核桃或半个牛油果刚刚好。

植物雌激素：豆浆中的大豆异黄酮就像温柔的"激素调节器"，建议每天喝 300 毫升无糖豆浆，最好搭配黑芝麻补充维生素 E。

2. 比食物更重要的胸部保养

肌肉塑形：每天 10 分钟跪姿俯卧撑，能像隐形胸罩一样托起乳房。游泳时的水压则相当于给胸部做天然按摩。

姿势管理：含胸驼背可能会让乳房"缩水"2 厘米！办公时在电脑显示器下垫两本书，让视线自然平视。

科学养护：月经前乳房胀痛可以热敷 + 补充维生素 B_6，突然出现的乳房硬块要及时就医检查。

乳房的美丽在于健康而非尺寸。与其焦虑地吞咽木瓜，不如每天给镜子里的自己一个自信挺拔的身姿，才是最好的"丰胸神器"。

吃酱油会让伤口留疤吗

"别碰酱油！当心伤口变黑留疤！"从小到大，我们总能在伤口愈合期听到这样的叮嘱。酱油仿佛成了瘢痕的"罪魁祸首"，但真的是这样吗？

酱油被冤枉的根源，来自人们最朴素的联想：深色食物 = 皮肤变黑。就像我们觉得喝牛奶会变白一样，这种"以形补形"的思维让酱油背了这么久的"黑锅"。但现代医学证实，食物颜色与皮肤色素沉积根本是不相关的。

酱油的褐色来自美拉德反应产生的类黑精和焦糖色素，这些大分子物质在消化道就被分解成氨基酸、单糖等小分子。这些成分连血液都进不去，根本进不到皮肤里，更别说跑到皮肤伤口处了。

那瘢痕颜色的真正元凶是什么呢？瘢痕颜色深浅取决于：

创伤深度。伤到真皮层才会启动瘢痕修复程序。

炎症反应。伤口感染会刺激黑色素细胞异常活跃。

体质差异。瘢痕体质人群更容易出现色素沉着。

紫外线照射。新生皮肤对阳光异常敏感。

除了以上这些，真正影响瘢痕的，是过度抓挠伤口的行为。所以你需要警惕的是以下这些：

过量酒精。扩张血管加重炎症反应。

辛辣食物。可能引发瘙痒导致抓挠。

容易引起过敏的食物：诱发炎症影响愈合。

哺乳期妈妈不必刻意忌口酱油，乳汁成分不受酱油影响。但需注意婴儿可能对大豆蛋白过敏，这与酱油本身无关。

下次再听到"吃酱油会留疤"的说法，不妨笑着科普：与其盯着酱油瓶，不如做好伤口消毒、避免日晒、保持均衡饮食。别让无谓的忌口，成为伤口康复路上的绊脚石。

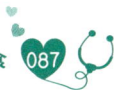

四 快乐吃饭，健康瘦身

看看你是不是真胖

肥胖从来不只是体型问题，它会让膝盖承受双倍压力，让肝脏变成脂肪肝，甚至让血管里流动着"酸奶"般的血液。别急着反驳，你可能真的需要这份自测指南。

BMI（Body Mass Index，体质指数）是一种衡量人体胖瘦程度的常用指标。BMI= 体重（千克）÷ 身高（米）^{2}。例如，一个人的体重是 70 千克，身高是 1.75 米，他的 BMI 为 $70 \div 1.75^2 \approx 22.86$。

1. 肥胖自查"三把尺"

体质指数 BMI

BMI18.5 ～ 23.9 为正常；24 ～ 27.9 为超重；≥ 28 为肥胖。

注意：肌肉型人群需结合体脂率判断。

腰围

软尺平绕肚脐上方 1 厘米：

男性 ≥ 90 厘米，被认为是肥胖的表现。

女性 ≥ 85 厘米，被认为是肥胖的表现。

体脂（家用体脂秤参考值）

男性 > 25%，女性 > 30% 为隐性肥胖。

表现为：四肢纤细但腰腹赘肉、运动易喘。

2. 肥胖的隐形推手

激素失衡：瘦素抵抗（吃饱了还想吃）、胰岛素抵抗（越吃越饿）。

代谢陷阱：熬夜降低 300 千卡 / 天消耗、压力引发皮质醇飙升。

饮食刺客：外卖中的隐形糖（如红烧肉含糖 25 克）、果汁陷阱（一杯橙汁 =4 个橙子的糖）。

3. 科学应对方案

饮食重置计划

早餐：1 掌心蛋白（鸡蛋 / 虾仁）+1 拳主食（燕麦 / 红薯）。

午餐：2 拳绿叶菜（西蓝花 / 菠菜）+1 掌白肉（鸡胸 / 鱼肉）。

加餐：20 克坚果（杏仁 / 核桃）阻断暴食冲动。

警惕：沙拉酱（1 勺 = 半碗饭）、风味酸奶（含糖 ≈ 6 块方糖）。

代谢激活运动

晨间：10 分钟 HIIT（开合跳 + 高抬腿）唤醒代谢。

晚间：阻力训练（深蹲 / 弹力带）提升静息消耗。

碎片时间：每坐 1 小时做 2 分钟靠墙蹲。

激素调节技巧

睡前 2 小时吃含色氨酸食物（牛奶 / 香蕉）调节瘦素。

餐后散步 20 分钟改善胰岛素敏感度。

正念饮食法：每口咀嚼 25 次，大脑饱腹信号提前 15 分钟接收。

4. 特别提醒

当 BMI ≥ 28 或出现睡觉憋醒、膝盖持续性疼痛时，请立即就医。医学减重方案包含肠道菌群移植、GLP-1 受体激动剂等前沿手段，比盲目节食安全有效得多。

你的身体不是气球，反复减肥、反弹会让代谢系统彻底紊乱。

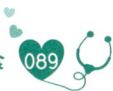

从今天开始，用科学的眼光重新认识自己的身体数据，毕竟健康体重才是最好的奢侈品。

轻断食减肥法

这种方法叫"5+2轻断食减肥法"，就是1个星期有5天正常吃饭，然后挑出不连续的两天进行轻断食。比如说周一和周四进行轻断食，但是要注意轻断食的两天并不是什么都不吃，而是要少吃。在保证我们人体必需营养素的前提下，严格控制热量。

在轻断食的这两天你可以参考这个食谱：比如早上1杯牛奶，1个鸡蛋，1片复合维生素；中午吃个水果、200克左右的蔬菜或啃1根玉米；下午撑不住可以加餐吃1个水果；晚上吃50克主食、100克瘦肉、250克蔬菜。那剩下的5天是不是就可以随便吃了呢？当然不是。你仍然要适当地控制热量。高糖的、高油的、高脂肪的东西尽量少吃。那这个方法健康吗？会不会对身体有害？不用担心，不会！在我们轻断食的时候，身体里具有细胞和器官调节作用的酮体含量会升高。间歇性的轻断食会对我们的人体起到一种类似"重启"的作用。但如果你恢复正常饮食，体重还是会反弹的。所以我建议还是要结合适当的运动来降低反弹的风险。

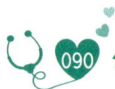

参考食谱：

第1周	断食第一天	断食第二天	非断食日1
早餐	蒸蛋羹（2～3个鸡蛋） 低脂牛奶300毫升 蔬菜沙拉（200克） （可选空心菜、生菜、紫甘蓝、黄瓜、番茄等，制作时尽量不使用沙拉酱，而是用醋或柠檬汁调味）	水煮动物肝脏（50克） 无糖（低糖）酸奶200毫升 凉拌三丝（200克） （可选择豆腐丝、海带丝、胡萝卜丝）	切片面包（100克） 脱脂牛奶一杯250毫升 煮鸡蛋1个 小番茄（50克）
午餐	鱼肉（100克） （尽量选择清蒸、白灼等烹调方式，避免油炸） 时蔬豆腐羹 （豆腐100克） 金枪鱼蔬菜沙拉 （沙拉酱不超过1平勺）	炒鸡丁 （鸡胸肉100克、彩椒250克） 番茄蛋汤（鸡蛋1个）	黄鱼烧豆腐 虾皮粉丝炒白菜 绿豆汤 花卷1个
加餐	葡萄柚半颗	黑莓一把	樱桃一大把
晚餐	蒜蓉鸡丝娃娃菜 （鸡丝50克） 清炒西蓝花 蒸茄泥	金针菇牛腩煲 （牛肉50克） 银鱼番茄炒蛋 （鸡蛋1～2个）	白灼大虾（100克） 番茄炒蛋 蒜蓉莜麦菜 稠腊八粥（100克）

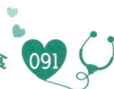

非断食日 2	非断食日 3	非断食日 4	非断食日 5
发糕一块（100 克） 纯豆浆（无糖） 250 毫升 鹌鹑蛋 5 个 焯拌芹菜腐竹	野菜猪肉馄饨一份 （150 克） 牛奶（250 克） 生菜（100 克）	杂粮粥（100 克） 荷包蛋 （鸡蛋 1 个） 小番茄（50 克）	蒸南瓜泥（100 克） 黑豆浆 250 毫升 果仁菠菜
香菇炖鸡块 菠菜炒粉丝 凉拌土豆丝 普通米饭 1 碗	鱼头炖豆腐 蒜蓉西蓝花 番茄蛋汤 糙米饭 1 碗	鸡丝炒莴笋 豆干炒包菜 白灼虾 （100 克） 米饭 1 碗	蒜蓉芥菜 糖醋小排 （100 克） 干贝豆腐汤 玉米饼 1 张
鲜油桃 1 个 酸奶 1 小杯	小黄杏 5 个	猕猴桃 1 个	果味酸奶 1 杯 香蕉 1 根
清蒸黄鱼 （100～200 克） 蒜蓉莜麦菜 大拌菜 稀小米粥（200 克）	清炖菌菇排骨 蒜蓉蒿子秆 淮山杂粮粥（100 克） 红枣糕 1 块	尖椒胡萝卜炒木耳 拍黄瓜 冬瓜丸子汤 红豆饭 1 碗	瘦肉丝炒黄豆芽 尖椒鸡蛋烙 猪肝菠菜汤 家常饼 1 张

喝水真的可以减肥吗

喝水能促进减肥是真的，但你得喝对了，喝不对就不管用。第一，早上起来喝一杯温开水，可以刺激肠道，让肠道蠕动加快。代谢加快了，热量消耗多了，才能帮助你减肥。第二，吃饭前半小时喝500毫升的水，吃东西的时候就能少吃一些。而且，吃饭别吃太饱，吃个六七分饱就离开餐桌。如果你一天三顿饭都能先喝一瓶500毫升的水再吃饭，就能减少很多热量摄入，相当于跑步半小时。第三，渴了千万别喝那些甜饮料，喝白开水就行。你要觉得没味道，水里面你可以加点东西，如柠檬片、橘子片、百香果等。热量的摄入减少了，不就能帮助你减肥了吗？第四，睡前一定少喝水。你喝多了，第二天不光是水肿的问题，夜里还容易上厕所。睡眠打乱了，体内的激素分泌也容易紊乱，而激素紊乱也是导致肥胖的一个原因。所以想单纯靠喝水减肥，不靠谱，但是正确地喝水是能够帮助减肥的。真想减肥的话，还是要靠调整饮食结构加上体育锻炼。所以，别光指望喝水就能减肥。

吃饭的顺序对了，就能瘦

想拥有苗条的身材，我们都知道碳水化合物要少吃，其实，吃饭的顺序也很重要。有人说不吃主食会饿，那怎么办呢？

吃饭的时候，先吃大量的蔬菜，用蔬菜给自己饱腹感。蔬菜不但热量低，还含有大量的膳食纤维。吃过了蔬菜以后，感觉不太饿了，再吃高蛋白的食物，如鱼、肉、蛋、奶、豆制品之类的，既解馋又扛饿。如果感觉还没有吃饱，就再吃一些低热量高膳食纤维的

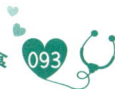

主食，如杂粮饭、杂粮粥、薯类、玉米等。当感觉七分饱了，就赶紧放下筷子不要再吃了。

按照这样的吃饭顺序，餐后血糖峰值应该会明显下降，我们的身体就能避免储存过多的脂肪。都说减肥就要少吃多动，你看到了吗？重点是少吃，特别是要少吃甜食、米饭、白面等碳水化合物以及含糖的饮料。

晚餐怎么吃才能瘦

大家一定听过一句话：早饭吃好，午饭吃饱，晚饭吃少。晚饭要少吃，但是不代表晚饭不重要。晚饭怎么吃才是科学健康的呢？一项研究表明，晚饭时间和睡眠时间的间隔越短，患癌症的风险就越高。而且晚饭吃得太晚的话还会影响胃黏膜的修复，增加患胃炎甚至胃癌的风险。我们胃排空的时间一般需要4个小时或更久，所以在睡觉前4小时吃晚饭是最佳时间安排。比如你晚上10点左右睡觉，那晚饭的最佳时间就是6点左右。晚饭不要吃太多，六七分饱就足够了。重点是晚饭多吃素。低热量饮食可以促进葡萄糖和血脂水平下降，减少很多代谢性疾病的发病风险。晚饭还要多吃一些含糖量较低的水果和优质蛋白。最好就别吃碳水化合物了，如米饭、馒头，甜点更不能吃。

现在很多人为了减肥不吃晚饭，有人担心这样出问题。其实只要你白天吃的东西足够满足身体代谢的需要，晚饭可以不吃。如果你晚上不吃东西会饿得睡不着，影响睡觉，那你就得吃点东西不让自己睡眠受影响。

那一天到底要吃几顿饭呢？其实这个不是太重要，只要吃东西能满足身体代谢的需要，你就不会感觉太饿，少吃一顿甚至少吃两顿都没问题。但是不能为了少吃而少吃。如果饿得都快晕了还硬撑着不去吃，对身体就不好了。

不运动不节食，也能瘦

现在全社会都开始重视减肥了，因为肥胖是病，不能放任不管。都知道减肥只要管住嘴、迈开腿就行。很多人知道这个道理，却很难做到。在这里给大家分享三个躺着也能瘦的减重小妙招，我们一起用起来！

第一招：就是睡觉，但是要睡够 7 小时。睡眠不足会让饥饿素飙升，建议睡前 2 小时关闭电子设备。

第二招：改变吃饭顺序就能瘦！可以饭前喝 300 毫升左右的温水，吃饭的时候先吃蔬菜和蛋白质（鱼肉蛋奶豆制品），最后吃碳水化合物，也就是我们说的主食。这样能让血糖波动减少 42%，特别适合爱吃主食的人群。并且保证每天至少 2000 毫升的温水利尿排毒，代谢率能提升 30%。

第三招：试试 16+8 轻断食！就是把三餐压缩在 8 小时内吃完，比如早 9 点到晚 5 点这期间是可以正常吃饭的，剩下 16 小时只喝水。这种吃法能激活细胞自噬，平均一个月能减 3～5 斤。

注意吃完饭别急着躺平，餐后散步 10 分钟就能多消耗 20% 的热量。也可降低血糖峰值，尤其对糖尿病前期或 2 型糖尿病患者有益。

因为肥胖不仅会导致较高的过早死亡风险，还跟 2 型糖尿病、脑卒中、冠心病、高血压、呼吸系统疾病、骨关节炎和胆结石等很

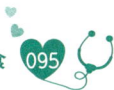

多疾病相关，甚至还跟多种肿瘤的发生相关。试试上面说的三种方法，从现在开始我们一起改变吧！

健身房里的减肥秘诀

你是不是也经常听到有人说："我昨天晚上没吃饭，减了 1 千克。"另一个人说："你不如我减得多。我昨天跑了 5 千米，晚上没吃饭，减了 3 千克！"

都别再自我欺骗了，其实这样减掉的只是水分、糖原储备，再加上少量肌肉流失，根本就不是我们想要的减肥。

减肥的本质是减少身体的脂肪。要知道，要想减掉 1 千克脂肪，只需要制造约 7700 千卡的热量缺口。这就是很多健身房私教课的瘦身秘诀。方法其实很简单：运动 + 少吃。

具体怎么做呢？首先看看一个人需要多少热量，以及常见食物的热量是多少。

请参照本书题为"我们需要的基础热量"的相关内容。根据这些知识，就能算出每天需要的热量，也能算出每天需要吃多少不同的食物。假设你每天减少 500 千卡的热量摄入，半个月左右，你的热量缺口就可以达到 7700 千卡（实际效果可能因个体代谢率、激素水平等不同而有差异），这时候你的脂肪很可能就减掉了 1 千克。如果觉得慢，那就再结合下面的运动来制造更大的热量缺口，加快脂肪燃烧。

在健身房锻炼时，不同的运动方式和强度会消耗不同的热量。以下是一些常见运动的热量消耗情况：

常见中等强度运动的热量消耗（按 70 千克体重的成人估算，单位：千卡）

运动类型	每小时消耗热量
慢跑（8 千米 / 小时）	约 500 ~ 600
骑自行车	约 400 ~ 500
游泳（自由泳）	约 500 ~ 600
跳绳	约 600 ~ 700
力量训练	约 200 ~ 400

数据来源：美国运动医学会（ACSM）代谢计算公式。热量消耗（千卡）= 代谢当量 × 体重（千克）× 时间（小时）。

实际消耗因体重、运动效率而异。

按减掉 1 千克脂肪需要消耗 7700 千卡热量来计算：

假设你选择慢跑作为主要的锻炼方式，每小时消耗约 500 千卡，那么你需要慢跑约 15.4 小时（7700 千卡 ÷ 500 千卡 / 小时）。

实际操作中的建议

饮食运动相结合。仅靠少吃或运动来减掉 1 千克脂肪都是比较慢的，建议在少吃和运动的同时，控制饮食，即减少精制碳水化合物摄入，增加蛋白质摄入，减少热量摄入。例如，每天减少 500 千卡的热量摄入，加上运动消耗 500 千卡，一周可以创造 7000 千卡的热量缺口，可以减掉大约 0.9 千克脂肪。

增加肌肉量。通过力量训练增加肌肉量可以提高基础代谢率，使你减脂后的身体更紧致。

多样化运动。有氧运动配合力量训练，可以更高效地燃烧脂肪并塑造身体线条。

睡眠不足和长期压力会升高皮质醇水平，促进脂肪储存。建议

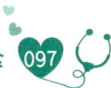

每日睡眠 7~9 个小时。

总之，减肥是一个技术活儿。要想减掉 1 千克脂肪需要制定合理的饮食和运动计划，逐步实现减脂目标。

微胖可能更健康

有些人其实并不胖，却天天吆喝着减肥，制造身材焦虑。但是，你低头看看自己有小肚腩吗？告诉你们一个令人开心的消息，微胖有可能才是完美身材。尤其是年老时体形微胖的人死亡率更低！

不是体重越标准越好吗？为什么胖一点更长寿呢？

一是因为稍微超重的人，营养状态比较好。另外，60 岁以上的人群，患各种疾病的可能性比较大，适度的超重，更容易扛过疾病的伤害。比如，与瘦弱的老年人相比，微胖的老人更不易发生流感、肺炎等引起的急性感染，外科手术的预后也更好。因为皮下脂肪稍多，有利于储存能量、抵抗寒冷、提高免疫力和保护重要器官，所以更容易长寿。

听到这个消息很多人是不是在心里窃喜，就不用减肥了？

也不全是。研究显示：年轻时能够维持正常的体重，年老时体形微胖的人，似乎死亡率更低！所以年轻人还是要注意自己的身材管理。因为体重过轻和过重都不好，并且这里说的微胖，可不是指肥胖啊，是稍微超重。医学上对"微胖"有明确界定：体质指数 BMI 在 22 ～ 24.9（正常 18.5 ～ 23.9），女性腰围 <80 厘米，男性 <85 厘米，也就是超过标准体重 10% ～ 15% 的人。

当体质指数 BMI 稳定在 25 左右，就属于"微胖"的状态。有研究表明：60 岁以上 BMI 处于超重范畴（即 BMI 在 25 ～ 28）的人群死亡率甚至比 BMI 在 18.4 ～ 24 的人群低 6%！

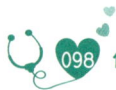

1. 中年发福暗藏危机

35 岁后基础代谢每 10 年下降 5%，若保持年轻时的饮食，每年将囤积 2 ～ 3 千克脂肪。这些脂肪 60% 会沉积在内脏周围，产生炎性因子侵蚀血管。腰围超标＋甘油三酯≥每升 1.7 毫摩尔，中风风险翻倍。

2. 健康微胖养成指南

饮食遵循 "211 法则"：每餐 2 拳蔬菜、1 掌蛋白质、1 拳主食。优选三文鱼、牛油果等富含 ω–3 脂肪酸的食物，它们能帮助脂肪合理分布。每周 3 次 30 分钟的快走，比剧烈运动更能激活 "褐色脂肪" 燃烧机制。

体脂管理要 "四两拨千斤"。每周吃够 30 种食材，其中 5 种必须是深色蔬菜。尝试 "16+8 轻断食"：将三餐集中在 8 小时内完成，给代谢系统 16 小时去 "深度清洁"。定期检测腰臀比，控制在 0.85（女）、0.9（男）以内。

体重波动应控制在 5% 以内，频繁 "溜溜球式" 减肥会打乱代谢节奏。更值得关注的是体成分，健身房体测仪上的肌肉量、内脏脂肪等级，比体重秤数字更有参考价值。

站在镜子前，我们不必苛求体重秤上的完美数字。真正的健康微胖，是肌肉线条若隐若现，皮肤透着自然光泽，体检报告各项指标都在绿色区间。记住，身体不是雕塑作品，而是需要智慧经营的生命载体。当 BMI 在 22 ～ 24 时，体脂率合理分布，你完全可以自信地说：这就是我的最佳健康状态。

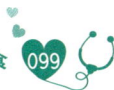

五　食物能量知多少

天天补充蛋白质，你真的补够了吗

人一天到底需要多少蛋白质呢？蛋白质的摄入量应是每天每千克体重 1 克，所以成年男性大概每天需要蛋白质 65 克，成年女性大概每天需要蛋白质 55 克。生长发育期的儿童或者是孕妇，蛋白质的摄入量应该是每天每千克体重 1.5 ～ 2 克。要吃够这些蛋白质，除了每天吃主食和蔬菜之外，还需要喝 300 ～ 400 毫升的牛奶，吃 1 ～ 2 个鸡蛋，鸡、鱼、虾、肉要吃够 100 ～ 150 克，豆类和豆制品吃 30 ～ 50 克。

胃肠功能不好、饭量小或者吸收不好的人，可以喝蛋白粉。蛋白粉的蛋白质含量越高越好，蛋白质的消化率也是越高越好，而且要尽量选择不含色素、香精等食品添加剂的蛋白粉。

蛋白质缺乏的症状

脱发。头发是由角质蛋白组成的，角质蛋白占到了头发成分的 97%。如果身体缺蛋白质，头发里面的角质蛋白合成也会随之减少，就会让我们的头发脆弱易断，导致脱发。

浑身没劲、乏力。蛋白质是肌肉生长代谢必需的营养元素，足够的蛋白质有利于肌肉的生长。这也是很多健身人士都吃蛋白粉的原因。

皮肤松弛。蛋白质摄入不足，人体合成的胶原蛋白也可能会不足，从而导致皮肤松弛，缺乏弹性和光泽。

抵抗力下降。蛋白质摄入不足，还会影响人体免疫球蛋白的合成。免疫球蛋白数量不足就会导致免疫力下降，人就容易感冒。

身体水肿。蛋白质摄入不足会造成血浆蛋白质含量和白蛋白数量下降，影响血管的保水能力。水分都跑到血管外面的组织和皮下去了，就会导致营养不良性水肿。

喜欢吃甜的和咸的食物。蛋白质能够减缓糖在血液中的释放，有助于控制血糖的平衡。缺少蛋白质，糖分就会很快地释放到血液里，然后身体就会释放大量的胰岛素来转化这些糖分，当血糖含量迅速下降时，人就容易产生吃甜的或咸的食物的渴望。

高蛋白食物有哪些

什么是高蛋白食物呢？蛋白质含量 ≥ 12 克 /100 克（固体）或蛋白质含量 ≥ 6 克 /100 毫升（液体）的食物，都属于"高蛋白质"或"富含蛋白质"的食物。下面给大家一个高蛋白食物的列表供参考。

食物名称	每 100 克中含有的蛋白质含量（克）	食物名称	每 100 克中含有的蛋白质含量（克）
海参（干）	76.5	猪肉（瘦）	16.7
豆腐皮	50.5	鲢鱼	17.0
黄豆	36.3	羊肉（瘦）	17.3
蚕豆	28.2	鸡肝	18.2
猪皮	26.4	猪血	18.9
花生	26.2	猪心	19.1

食物名称	每 100 克中含量拥有的蛋白质（克）	食物名称	每 100 克中含量拥有的蛋白质（克）
鸡肉	23.3	牛肉（瘦）	20.3
猪肝	21.3	兔肉	21.2
鸡蛋	14.7	莲子	16.6
龙虾	16.4	核桃	15.4
燕麦	15.6	猪肾	15.5
鸭肉	16.5		

高膳食纤维食物有哪些

成年人每日补充膳食纤维的量应为 25 ～ 35 克，而且在补充多种膳食纤维的同时，还要补充足够的水分，帮助食物消化。

下面给大家介绍一下部分食物的膳食纤维含量。

1. 藻类及特殊加工类

魔芋粉（干）

膳食纤维：70~74 克 /100 克

特点：高吸水性、低热量，需要加工后食用，常用于制作魔芋豆腐或面条。

裙带菜（干燥）

膳食纤维：38.4 克 /100 克

特点：泡发后体积膨胀 13 倍，富含钙和矿物质。

紫苏（干）

膳食纤维：60.6 克 /100 克

特点：药食两用，含不饱和脂肪酸和抗氧化成分。

罗汉果（干）

膳食纤维：38.6 克 /100 克

常用于泡水饮用，可润喉止咳。

紫菜（干）

膳食纤维：21.6 克 /100 克

富含藻胆蛋白。

小麦麸皮

膳食纤维：27 克 /100 克

建议搭配牛奶或豆浆食用。

2. 全谷物及种子类

奇亚籽

膳食纤维：30~40 克 /100 克

ω–3 脂肪酸含量高，吸水膨胀性强。

亚麻籽

膳食纤维：27.3~28 克 /100 克

磨碎食用，富含木质素和 ω–3 脂肪酸。

大麦

膳食纤维：15 克 /100 克

可调节胆固醇，维持肠道健康。

燕麦片（生）

膳食纤维：10.6 克 /100 克

含 β 葡聚糖，可调节血脂。

小麦（全麦）

膳食纤维：10.8 克 /100 克

可替代精制面粉。

糙米

膳食纤维：3.5 克 /100 克

保留麸皮，富含 B 族维生素。

3. 豆类及豆制品

黑豆（干）

膳食纤维：15~15.5 克 /100 克

煮熟后膳食纤维保留量约为 8.7 克 /100 克，蛋白质含量高。

黄豆（干）

膳食纤维：15.5 克 /100 克

富含植物蛋白。

扁豆（干）

膳食纤维：10.7 克 /100 克

适合制作炖菜。

鹰嘴豆（熟）

膳食纤维：7.6 克 /100 克

地中海饮食中的常用食材。

白豆

膳食纤维：10 克 /100 克

可帮助降低胆固醇，维持肠道健康。

4. 蔬菜类

洋蓟（熟）

膳食纤维：8.6 克 /100 克

一颗中等大小的洋蓟约含 10 克膳食纤维。

鱼腥草（鲜）

膳食纤维：11.8 克 /100 克

药食两用，可清热消炎。

西兰花（熟）

膳食纤维：3.3 克 /100 克

蒸煮可保留更多营养。

甜菜（熟）

膳食纤维：3.5 克 /100 克

含硝酸盐，有利于维持心脏健康。

胡萝卜（生）

膳食纤维：2.8 克 /100 克

带皮食用，膳食纤维更高。

5. 水果类

鳄梨（牛油果）

膳食纤维：6.7 克 /100 克

半个约含 5 克膳食纤维，富含健康脂肪。

树莓

膳食纤维：6.5 克 /100 克

低糖，一杯约含 8 克膳食纤维。

番石榴

膳食纤维：5.9 克 /100 克

有助于预防便秘、控制血糖。

梨（带皮）

膳食纤维：3.1 克 /100 克

一个中等大小的梨约含 6 克膳食纤维。

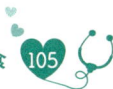

6. 薯类及根茎类

魔芋粉（干）

膳食纤维：70 克 /100 克

低热量，加工后食用。

熟红薯（带皮）

膳食纤维：3.8 克 /100 克

富含 β 胡萝卜素。

紫薯

膳食纤维：34 克 /100 克

含花青素。

7. 坚果与种子类

杏仁

膳食纤维：12.5 克 /100 克

28 克杏仁可提供 3.5 克膳食纤维。

核桃

膳食纤维：9.5 克 /100 克

富含健康脂肪酸。

8. 关键说明

数据差异：部分食物（如紫苏、魔芋）因加工状态不同可导致膳食纤维含量差异显著，应注意食用量换算。

食用建议：

藻类（如裙带菜）建议每日选用约 25 克（干燥），避免碘摄入量过多。

坚果类需控制摄入量（每日约 28 克），避免热量超标。

高嘌呤食物有哪些

每 100 克食物中嘌呤含量小于 50 毫克的为低嘌呤食物，嘌呤含量 50 ~ 150 毫克的为中等嘌呤食物，大于 150 毫克的为高嘌呤食物。

每 100 克中嘌呤含量极高（150 ~ 800 毫克）的食物，包括动物肝脏、大脑、肾脏、胰脏等。我们常吃的还有：牛肚、沙丁鱼、凤尾鱼、鱼子、浓肉汤、黄豆、带鱼、鲢鱼、白鲳鱼、小肠、酵母粉、小鱼干、牡蛎等。

每 100 克中嘌呤含量较多（75 ~ 150 毫克）的食物，包括干豌豆、扁豆、绿豆、黑豆、大比目鱼、鲈鱼、贝类水产、熏火腿、猪肉、牛肉、牛舌、野鸡、鸽子、鸭、鹌鹑、羊肉、鹅、兔、鹿肉、火鸡、淡肉汤、淡肝汤、淡鸡汤、鳗鱼、黑鲳鱼、草鱼、鲤鱼、螃蟹、虾等。

每 100 克中嘌呤含量较少（<75 毫克）的食物，包括芦笋、菜花、青豆、豌豆、菜豆、菠菜、麦片、青鱼、鲱鱼、鲑鱼、金枪鱼、龙虾、火腿、淡牛肉汤、花生、麦麸面包、海藻、栗子、花豆、豆干、米糠、黑芝麻、红豆、茼蒿、枸杞、杏仁等。

每 100 克中嘌呤含量极少（<30 毫克）的食物，包括奶酪、蛋类、水果类、可可、咖啡、茶、海参、果汁、豆浆、糖果、蜂蜜、精制谷类（富强粉、精磨稻米、玉米）、蔬菜（紫菜头、卷心菜、胡萝卜、芹菜、黄瓜、茄子、冬瓜、土豆、山芋、莴苣、洋葱、白菜、南瓜）、果酱、瓜子、麦片等。

钙，你补对了吗

全民都在补钙，但你真的补对了吗？到底吃什么才能补钙？哪

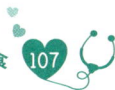

些营养品可以补钙？

除了喝牛奶，还可以吃一些酸奶、奶酪等奶制品来补钙，还可以选择豆制品、芝麻酱、坚果、鱼虾贝类等。当然了，大多数深绿色蔬菜的钙含量也很高，如菠菜、小油菜、芥蓝。这些蔬菜不但含钙高，同时维生素、矿物质含量也很高，不但能补充营养，还能促进我们人体对钙的吸收和利用。

成年人每天需要补充 800 ～ 1000 毫克的钙。我们的日常饮食基本不缺乏钙含量高的食物，比如，100 克牛奶的钙含量大概为 120 毫克；100 克豆腐的钙含量为 110 ～ 140 毫克；油菜、小白菜、菠菜、荠菜、苋菜、雪里蕻等很多常见绿叶蔬菜的钙含量超过了牛奶，达到每百克含钙 100 ～ 200 毫克不等。如果你的饮食结构正常、饭量正常，那你从饮食中摄取的钙已经足够了，一般不需要额外补钙；如果你的饮食中缺乏钙，或者饭量较小，可以另外再补充 1 ～ 2 片 300 毫克 / 片的钙片。

如何选择钙片

目前市场上的钙片有的属于药品，有的属于保健品或食品，让人眼花缭乱，价格也从几元到几百元，应该怎么选？钙片是越贵越好吗？其实钙片并不一定越贵越好，重要的是钙片的成分、含量、产品质量、生产厂家。

药品、保健品和食品的主要区别在于审批要求和程序不一样。三者相比，药品的审批更严格；三者的获批用途不一样，宣传与管理也不一样。"国药准字"药品主要用于治疗和预防疾病；保健品不可以宣传为"有疗效"，只有药字号的可以这样宣传。但食品是大多数人都能吃的，而药品却不能，因此食字号比药字号在一定程度上使用范围更广。具体选择哪一类钙片，需要看你的具体需求。

钙是构成身体骨骼、牙齿的主要成分。钙片既可以补充人体正常代谢所需要的钙，也可以用来治疗低钙血症、骨质疏松及佝偻病。钙还参与凝血，能降低神经、肌肉的兴奋性，这就是为什么口服钙片可以预防低钙性抽搐。钙能够降低毛细血管的通透性使毛细血管渗出减少，具有消炎、消肿及抗过敏的作用。因此，临床常用钙片治疗荨麻疹、湿疹及各种皮炎。

如果你吃钙片是为了治疗某种疾病，就要选择带有 OTC 标志的"国药准字"钙片。如果你吃钙片是为了补充人体日常对钙的需要，预防缺钙，那么药品、保健品和食品类都可以选择，重点是看钙片的钙含量、成分和产品质量。

一般钙片的钙含量为 300 ~ 500 毫克。维生素 D 可促进钙的吸收，所以钙片里面含有适量的维生素 D 就更好了。如果钙片里不含维生素 D，我们可以单独购买维生素 D，每天补充 400 单位，有助于钙的吸收。一般来讲，大品牌的生产厂家往往对质量把控更严格，所以建议大家尽量选择大品牌。

补钙食品排行榜

那到底哪些食品能够补钙呢？

第 1 类：坚果

如炒榛子、黑芝麻、炒花生仁、炒杏仁等。

坚果类含有较多的钙，而且坚果含有大量不饱和脂肪酸，对降低低密度脂蛋白和胆固醇有很好的效果。不过坚果能量很高，吃多了容易长胖。

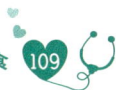

第 2 类：牛奶和奶制品

如奶酪、全脂牛奶粉、酸奶、牛乳等。成人每天喝 300 毫升牛奶，就可以获得一天钙需要量的 35% 左右，不想喝牛奶的话，可以喝酸奶。

第 3 类：水产品

如河虾、水发过的海参、黑鱼、牡蛎等。

第 4 类：豆类或豆制品

如千张、豆腐干、黄豆、豆腐等。

第 5 类：绿叶菜

如苋菜、毛豆、芥蓝、油菜。绿叶菜除了含钙，还富含钾、镁、维生素 C 等营养素，可促进钙的吸收和利用。但绿叶菜内草酸含量较多，会影响钙的吸收，因此需要在沸水中焯 3 ~ 5 秒，去除大部分草酸。

补钙不能单纯补钙，还要补充维生素 D。海鱼和动物肝脏中维生素 D 含量相对较高。另外，晒太阳也会增加身体中维生素 D 的含量。

最后，补钙不仅需要以上食品，还需要适当的户外运动。

怎样补充维生素

维生素 A

维生素 A 可维持正常的视觉功能，避免夜盲症。日常生活中可多吃苹果、梨、白菜、番茄、猪肉、鸡肉等来补充，必要时也可服用鱼肝油来补充。

B 族维生素

B 族维生素可促进血液循环，保证大脑及身体各部分的能量供

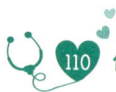

给，对人体生长发育起着非常积极的作用。日常生活中可多吃坚果、鱼、菠菜、蘑菇、奶、动物肝脏等来补充。

维生素 C

维生素 C 可帮助人体合成抗体，保护人体免受病原体的伤害，还可以促进铁的吸收。另外维生素 C 还具有一定的解毒功能。日常生活中可多吃辣椒、苦瓜、土豆、韭菜、草莓、柠檬等来补充。

维生素 D

维生素 D 能维持人体血清中钙、磷浓度的稳定，对预防佝偻病有非常好的效果。日常生活中可多吃鸡蛋、鸡肝、羊肝、虾、海鱼、鱼卵等来补充。

维生素 E

维生素 E 有助于强化机体免疫系统，使人体免受疾病伤害。日常生活中可多吃卷心菜、甘蓝、山药、胡桃、猕猴桃、芝麻等来补充。

维生素 K

维生素 K 能提升机体凝血能力，避免失血性贫血。日常生活中可多吃生菜、芦笋、豆角、黄瓜、胡萝卜、黄豆等来补充。

维生素 P

维生素 P 有助于人体血管韧性的提高，可缓解毛细血管破裂造成的牙龈出血等症状。日常生活中可多吃橙子、柠檬、杏、樱桃、紫甘蓝、荞麦等来补充。

常见食物的碳水化合物含量

碳水化合物，也叫糖类化合物。我们吃的大多数食物里面都含有碳水化合物。碳水化合物对血糖有很大的影响。我们所吃食物中90%～100%的碳水化合物会在吃完后几分钟到几个小时成为血液中的糖。了解食物中碳水化合物的含量，能帮助我们更好地控制血糖，还能帮我们远离减肥路上的拦路虎。

碳水化合物对血糖值的影响在于吃的量。比如，一份含15克碳水化合物的冰激凌的升糖能力不会比含相同量碳水化合物的土豆或者米饭更高；一个含15克碳水化合物的苹果，和一片含15克碳水化合物的面包以及一个含15克碳水化合物的玉米，这三种食物都会使我们的血糖升高同样的值。所以我们要控制的是所吃的碳水化合物的量，而不是碳水化合物的类型。

大多数人一天通过碳水化合物所获得的热量应占全天获取总热量的55%～60%。具体情况可根据自身需求进行调整。

下面是我们日常生活中经常吃的食物所含碳水化合物的一览表：

1. 淀粉类碳水化合物，主要包括面包、面粉、麦片、谷物和面条等

食物（熟）	分量	碳水化合物
米饭	1 杯	45 克
糙米饭	1 杯	45 克
糯米饭	1 杯	53 克
饺子	7～8 个	40 克
河粉	1 杯	50 克
濑粉	1 杯	45 克
粉丝	1 杯	50 克
面条	1 杯	40 克
意大利粉	1 杯	40 克
通心粉	1 杯	40 克
麦片	1 杯	25 克

续表

食物（熟）	分量	碳水化合物
薏米	1 杯	45 克
吐司面包	1 片	15 ~ 20 克
全麦面包	1 片	15 ~ 20 克
玉米粥	1 杯	45 克
馒头	100 克	40 克
手抓饼	100 克	40 克

注：1 杯相当于 240 毫升。

2. 淀粉类蔬菜

食物（熟）	分量	碳水化合物
玉米粒	1 杯	30 克
玉米棒	1 个	15 ~ 20 克
豌豆	1 杯	30 克
红薯	100 克	20 克
土豆泥	100 克	17.6 克
土豆丝	1 杯	20 克
紫薯	100 克	18 克
南瓜	100 克	9 克
山芋	100 克	28 克
山药	100 克	12 克
炒藕片	100 克	14 克
炒胡萝卜	100 克	8 克
炸薯条	10 克	40 克

注：1 杯相当于 240 毫升。

3. 豆类

食物（熟）	分量	碳水化合物
眉豆	1 杯	35 克
黑豆	1 杯	41 克

续表

食物（熟）	分量	碳水化合物
鹰嘴豆	1 杯	46 克
红豆	1 杯	40 克
毛豆	100 克	9 克
炒青豆	100 克	15 克
芸豆	1 杯	40 克

注：1 杯相当于 240 毫升。

4. 水果

食物	分量	碳水化合物
苹果	1 个（小）	15 克
雪梨	1 个（中）	13 克
杏	3 个	12 克
香瓜	100 克（有大、有小）	6 克
樱桃	10 个（中）	18 克
榴梿	100 克	27 克
西柚	1 个（中）	20 克
奇异果	1 个（中）	15 克
龙眼	10 个	5 克
枇杷果	10 个	12 克
荔枝	10 个	16 克
杧果	1 个（中）	36 克
桃	1 个（中）	16 克
橙子	1 个（中）	15 克
柿子	1 个（中）	8 克
木瓜	100 克	10 克
菠萝	100 克	13 克
沙田柚	100 克	11 克
西瓜	100 克	8 克
香蕉	1 个（小）	15 克

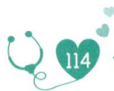

食物	分量	碳水化合物
黑莓	100 克	10 克
蓝莓	100 克	15 克
草莓	100 克	8 克
哈密瓜	100 克	8 克
无花果	1 个（小）	8 克
葡萄	100 克	18 克
油桃	1 个（中）	15 克

5. 干果类

食物	分量	碳水化合物
杏脯	5 个	11 克
蜜枣	5 个	30 克
无花果	5 个	61 克
西梅	5 个	26 克
葡萄干	1/3 杯	40 克

注：1 杯相当于 240 毫升。

6. 饮料和果汁类

食物	分量	碳水化合物
茶	1 杯	0 克
黑咖啡	1 杯	0 克
豆浆（无糖）	1 杯	0 克
可乐（无糖）	1 杯	0 克
苹果汁	1 杯	30 克
葡萄柚汁	1 杯	30 克
菠萝汁	1 杯	30 克
葡萄汁	1 杯	45 克
李子汁	1 杯	45 克

注：1 杯相当于 240 毫升。

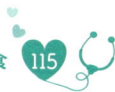

7. 牛奶和酸奶类

食物	分量	碳水化合物
无脂牛奶	1 杯	15 克
低脂牛奶	1 杯	15 克
脱脂牛奶	1 杯	15 克
浓缩无脂牛奶	1 杯	30 克
酸奶（不同品牌）		见营养成分表

注：1 杯相当于 240 毫升。

8. 小吃类（不同做法和品牌可能会有所差异）

食物	分量	碳水化合物
擀面皮	120 克	45 克
凉皮	250 克	45 克
肉夹馍	200 克	55 克
菜夹馍	200 克	55 克
方便面（不喝汤）	1 包	45 克

9. 点心和甜点类

食物	分量	碳水化合物
奶油蛋糕	100 克	56 克
巧克力蛋糕	100 克	55 克
海绵蛋糕	100 克	58 克
甜筒（KFC）	1 个	27 克
烤馍片	100 克	50 克

数据来源：《中国食物成分表》（第 2 版）。

常见食物的脂肪含量

脂肪是人体必不可少的，但人体脂肪超标准了，便会导致肥胖，影响健康。因此了解食物的脂肪含量，十分重要。

对普通人的建议是：

进食食物的热量比：碳水：脂肪：蛋白＝5：3：2。

能量转化关系是1克蛋白质或1克碳水化合物，含4千卡热量，而1克脂肪，含9千卡热量。

不同食物所含营养素的比例又不一样。比如，100克瘦牛肉，含大概20%蛋白质，但同时也含有2.5%左右的脂肪（牛腩就含有更多脂肪），还有很少量的碳水化合物。

不过即使知道具体的需求比例，也是没办法计算得那么精准的，整体平衡就可以。

种类	食物名称	脂肪含量（克/100克）	种类	食物名称	脂肪含量（克/100克）
肉类及制品	猪肉（肥瘦）	37.0	水产类	草鱼	5.2
	猪肉（肥）	88.6		鲤鱼	4.1
	猪肉（里脊）	7.9		鲫鱼	2.7
	猪肉（后臀尖）	30.8		带鱼	4.9
	腊肠	48.3		海虾	0.6
	香肠	40.7		河虾	2.4
	牛肉（瘦）	2.3		基围虾	1.4
	牛蹄筋（熟）	0.6		虾米(海米、虾仁)	2.6
	酱牛肉	11.9		河蟹	2.6
	牛肉干	40.0		梭子蟹	3.1
	羊肉（瘦）	3.9		扇贝	0.6
	羊肉干	46.7		牡蛎	2.1
	羊肉串（烤）	10.3		生蚝	1.5
	鸡肉	9.4		鱿鱼干	5.6
	炸鸡	17.3	乳制品类	酸奶	2.7
	鸭肉	19.7		牛乳	3.2
	烤鸭	38.4		羊乳	3.5
	盐水鸭	26.1		奶酪（干酪）	23.5
	鹅肉	19.9		奶油	97.0
				黄油	98.0

续表

种类	食物名称	脂肪含量（克/100克）	种类	食物名称	脂肪含量（克/100克）
蛋类	鸡蛋	8.8	油脂类	花生油	99.9
	鸡蛋黄	28.2		菜籽油	99.9
	鸭蛋	13.0		色拉油	99.8
	鸭蛋黄	33.8		橄榄油	99.9
	鹅蛋	15.6		芝麻油	99.2
	鹅蛋黄	26.4		椰子油	99.9
	鹌鹑蛋	11.1		棕榈油	100
坚果类	核桃（鲜）	29.9		玉米油	99.2
	松子（生）	62.6	糖类	巧克力	40.1
	杏仁	45.4		酥糖	13.9
	腰果	36.7		奶糖	6.6
	榛子（干）	44.8			
	花生（炒）	48.0			
	葵花子（炒）	52.8			
	南瓜子（炒）	46.1			

数据来源：《中国食物成分表》（第2版）。

5 种常见微量元素

1. 锌

锌是构成人体多种蛋白质所必需的元素。锌能维持细胞膜的稳定性，激活多种酶，并且参与核酸和能量代谢，维持性功能，还能抗菌、消炎。处于生长发育期的儿童或者是青少年如果缺锌，会导致发育不良，如果缺乏严重，还会导致侏儒症和智力发育不良。

富含锌的食物：含锌量高的食物有瘦肉、猪肝、鱼类、蛋黄等。动物性食物普遍含锌量比较高，每100克动物性食物中含锌3～5毫克。植物性食物中，含锌量普遍偏少。每100克植物性食物中含锌只有 1 毫克左右。含锌量比较高的植物性食物有豆类、花生、小米、萝卜、大白菜等。贝壳类食物的含锌量是非常高的，如牡蛎、蛤、蚝、蚌等都含有较多的锌。若以含量来说的话，牡蛎又是其中的最优者。水果中锌的含量最少。总的来说，动物性蛋白质食物中锌的含量都较丰富，缺锌的人可多吃一些动物性食物。

2. 硒

硒是生命活动不可缺少的微量元素之一，能促进抗体形成、增强机体免疫力、维持酶和某些维生素的活性、参与激素的生理作用等，具有防病抗衰的作用。

富含硒的食物：如富硒米、黑山药、黑芝麻、黑豆、黑花生、黑米、大蒜、猪肉等。

3. 碘

碘缺乏是已知的导致人类智力障碍的原因之一，食物中长期缺乏碘会导致精神状态不良。经常食用含碘的食物有助于消除紧张、帮助睡眠。

富含碘的食物：一般含碘量高的食物多是海产品，如海带、紫菜、鲜带鱼、蚶干、干贝、淡菜、海参、海蜇、龙虾等。海带含碘量最高，新鲜海带中的碘含量可达到 2000 微克 / 千克；其次为海鱼及海贝类（800 微克 / 千克左右）。陆地上的食物，则数蛋、奶含碘量最高（4 ~ 90 微克 / 千克），其次为肉类。淡水鱼的含碘量接近或略低于肉类。植物的含碘量是最低的。

4. 镁

镁可以镇定中枢神经，帮助女性消除经期紧张情绪，减轻心理压力。镁缺乏就会导致各种各样的头痛，还可能出现怕光、怕声等附加症状。

富含镁的食物：含镁高的食物有松子、榛子、西瓜子、南瓜子、山核桃、葵花子、杏仁、墨鱼干、甘草、香菜、黑豆、龙井茶、砖茶、石榴花茶、珠茶、绿茶、花茶、红茶等。

5. 钙

钙是人体内含量较多的矿物质元素之一，它可以调节人体各个系统的组织和器官的功能。钙是脑神经元代谢不可缺少的重要元素，能帮助我们保持精力旺盛、头脑冷静并提高人的判断力，影响人的情绪。同时钙和磷还共同参与了人体的成骨和凝血。

富含钙的食物：有几类高钙含量的食物。第一类是乳制品，包括牛奶、羊奶、奶酪、酸奶等。第二类是豆制品，包括大豆、黑豆、豆腐、腐乳、豆腐皮、豆浆等。第三类是海鲜，包括鱼、虾、海参等。第四类是肉和蛋，包括牛肉、羊肉、鸡蛋、鸭蛋等。此外，还有绿色蔬菜，如芹菜、油菜等。

补充维生素 D 有妙招

我们都知道多晒太阳有不少好处，其中一个就是可以"补钙"。但是很多人可能没时间晒，也可能怕晒黑了，我告诉你一个好办法，可以让蘑菇替你晒。

蘑菇怎么能替我晒太阳？

首先我们需要明确一件事，我们常说的晒太阳补钙，其实晒太阳补的并不是钙，而是皮肤接受紫外线照射后，可以合成维生素 D，而维生素 D 能促进钙的吸收，所以晒太阳补的是维生素 D。

我们经常吃的蘑菇往往生长在阴暗的地方，所以维生素 D 的含量并不多。但是蘑菇在接受紫外线照射后，可以产生大量的维生素 D。一个素食主义者通过进食紫外线灯照射过的蘑菇补充体内维生素 D 的案例证实了这一点。新鲜的蘑菇暴露在正午日光下 15 ~ 120 分钟，就可以产生大量的维生素 D。晒得久蘑菇中维生素的含量会更高，当然时间不能太长，鲜蘑菇晒时间太长了，晒蔫儿了就不好吃了，就晒五六个小时吧。晒过太阳之后的蘑菇就成了高维生素 D 蘑菇。在有些国家这些经过紫外线照射过的蘑菇会在食品包装上注明。通常晒过太阳的蘑菇，你吃上四五片，这一天的维生素 D 的量就差不多够了。所以，以后买了蘑菇可以先晒晒再吃，维生素 D 的含量就能翻倍。

需要提醒的是，不要隔着玻璃晒太阳。因为能促进我们人体合成维生素 D 的那个紫外线的波长是 UVB，UVB 的穿透力比较弱，一般会被玻璃阻挡，但是能促进皮肤晒黑的那个 UVA 波长的紫外线，它的穿透力特别强。所以隔着玻璃晒太阳，补维生素 D 的效果不明显，但是晒黑效果是很明显的。所以如果你想通过晒太阳来补充维生素 D 的话，得出去晒，别在屋里晒，在屋里晒只能把你变黑，补充不了维生素 D。

晒太阳是最经济的补充维生素 D 的方式，它占身体维生素 D 供给的 90%，但是长时间暴晒也会伤害皮肤甚至增加患皮肤癌的风险。而蘑菇则不会受到这些负面影响。因此，让蘑菇替我们晒太阳，是个不错的主意。当然，如果阳光中的紫外线强度较低时，给蘑菇晒太阳的时间就要更久。

如果晒太阳和食物补充都不能满足身体所需的维生素 D 时，那最好在医生的指导下服用鱼肝油等制剂给予补充。

健康不走弯路 ❷

——住

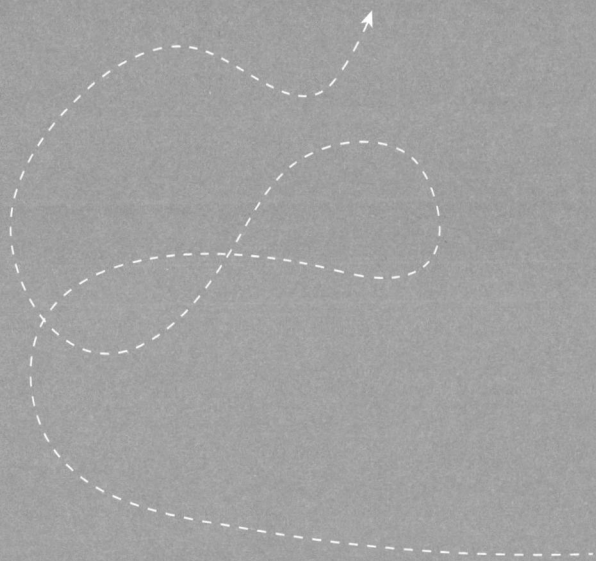

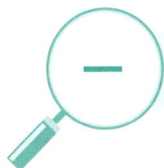

一　盥洗室里的健康密码

上厕所，这个细节别忽略

你大便完回头看马桶吗？记得一定要看！1秒钟就能知道你的健康状况。手把手教你对答案，看看你的便便及格了没有。

1. 看颜色

大便不仅是你身体里的"垃圾"，它其实是你消化系统的"成绩单"。正常的大便颜色应该是棕色的，这是因为肝脏分泌的胆汁给大便染了色。如果大便颜色变了，那可能就意味着有问题了。

有些人排的是白色或浅色大便：这可能是因为胆道堵塞，胆汁没能进入肠道，这种情况需要你去医院查查胆和肝脏。

如果是黑色大便：可能是上消化道出血的迹象，如胃溃疡或胃炎。

如果是红色大便：如果是鲜红色，可能是痔疮或肛裂；如果是暗红色，可能是下消化道出血。

2. 看形状

咱们参考布里斯托大便分类法：

正常的便便是香蕉状的。

那如果是软块状，边缘清晰，可能是稍微有点腹泻。

糊状，边缘模糊的大便，可能是消化不良。

大便如果非常稀，不成形，甚至全是水的话，这大概率是腹泻，这个时候需要去医院做一个详细的检查，明确拉肚子的原因，对症治疗。

那如果检查都正常，但是在没有明显原因的情况下感到肚子疼，上完厕所又能缓解，或者只要一吃一些刺激食物，或者紧张、压力大的时候就想拉肚子，这个可能就是肠易激综合征了。它是一种与肠道菌群紊乱和肠道功能问题相关的疾病。平时你可以吃一些辅助调节肠道菌群的益生菌制剂。

如果你的便便是香肠状，表面有点凹凸，或者跟羊粪蛋样的，这通常意味着便秘，可能是因为缺水或者膳食纤维吃得不够。这个时候呢，一定记得多喝水，多吃一些膳食纤维高的食物。

以后上厕所的时候记得回头看一看。

尿尿总得等？别等身体报警

你有没有过这样的尴尬时刻？开会前站在小便池前干着急，旅行时对着厕所隔间直跺脚，深夜起夜对着马桶发愣半分钟才能"开机"。这种排尿前要等待的"开机仪式"，医学上叫排尿踌躇。就像手机用久了开机变慢可能是系统问题，我们身体的这个"开机延迟"同样值得警惕。

1. 藏在排尿等待里的健康密码

想象我们的膀胱是个智能水囊，正常运作时应该像自动感应水龙头：蓄满即排，收放自如。当这个系统出现延迟响应，往往在提醒我们三种可能：

神经系统"遥控器"接触不良（神经源性膀胱）

就像遥控器失灵会导致空调反应迟钝，控制膀胱的神经受损时，会出现"大脑发送排尿指令——膀胱接收延迟"的情况。这种情况多见于脊髓损伤、糖尿病神经病变患者，而有些人就是因长期憋尿导致神经敏感度下降，每次排尿都要等待 1 分钟以上。

心理上的"马桶恐惧症"

如同有人看到针头就晕针，有些朋友可能因为童年被突然冲水的马桶吓到，或是经历过尿路感染疼痛，形成条件反射式的排尿紧张。比如有些人上公共厕所，只要厕所外有人等待就完全无法排尿。

身体硬件老化（前列腺增生）

对中老年男性来说，这就像家里的下水管道逐渐被水垢堵塞。据统计，60 岁以上男性 60% 存在前列腺增生，其中 35% 首发症状就是排尿等待。就像有些老年人，原本 3 秒就能排尿，现在要酝酿半分钟还尿不痛快。

2. 为什么不能忽视这个"小毛病"

排尿延迟就像身体发出的警报，早期发现能避免大祸。临床数据显示：

长期残余尿超过 50 毫升的人群，5 年内发生尿路感染风险增加 4 倍。

神经源性膀胱患者若不及时干预，10 年后出现肾积水的概率高达 28%。

前列腺增生放任不管，急性尿潴留发生率每年增加 3%。

更值得注意的是，这个症状可能是糖尿病、帕金森病、腰椎间盘突出的早期信号。就像汽车仪表盘的警示灯，忽视它可能错过最佳维修期。

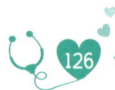

3. 三步破解排尿等待难题

第 1 步：家庭自测

记 3 天排尿日记：每次排尿等待时间、尿流粗细、夜间起床次数。用手机秒表功能测量从准备排尿到尿流出现的时间，正常应在 3 秒内。

第 2 步：医院检查"三重奏"

尿常规 + 泌尿系统 B 超：就像检查水管是否漏水，能发现结石、感染等问题。

残余尿测定：排尿后立即 B 超检查，超过 50 毫升就要警惕。

神经检查组合拳：包括会阴区感觉测试、肛门括约肌张力检查等。

第 3 步：分级应对方案

等待时间 <10 秒：调整生活习惯，避免憋尿，保持每天 1500 毫升饮水量。

等待 10 ～ 30 秒：建议每半年做一次泌尿系统检查。

等待 >30 秒：需要立即就诊，可能需要进行尿流动力学检查。

4. 特别提醒：别被这些误区耽误了

"多喝利尿茶就能好"——可能加重膀胱负担。

"多做提肛运动就行"——神经损伤患者反而可能加重病情。

"等尿不出来再说"——等到完全尿不出往往已出现肾损伤。

从今天开始，不妨多给自己的身体一些关注：记录一次排尿时间，观察一次尿流状态，安排一次基础检查。毕竟，再智能的身体也需要定期"系统升级"，你说对吗？下次站在小便池前等待时，别忘了这可能是身体在温柔地提醒：该关心一下你的"水利工程"了。

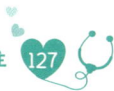

84 消毒液怎么用

84 消毒液是个好东西，但是如果用法不对，就有可能导致头晕、恶心、呕吐、拉肚子，甚至过敏性肺泡炎，严重的还有可能导致死亡。84 消毒液的主要成分是次氯酸钠。次氯酸钠和醋或者洁厕灵同时使用的话，容易产生氯气，而氯气会损伤我们的呼吸道黏膜。呼吸道黏膜一旦受损，就有可能引起喉咙水肿，严重的可能导致窒息死亡。

所以 84 消毒液千万不要使用原液，一定要稀释后再用。稀释方法很简单：用 84 消毒液的瓶盖取 10 毫升消毒液（一瓶盖大概能装下 10 毫升），倒进 500 毫升水里搅匀，就能得到一个合适的浓度。重点是，稀释的时候要用冷水，不要用热水，而且用完以后要赶紧开窗通风。

还要注意，84 消毒液一定要放在孩子拿不到的地方，以免孩子误服中毒。

蹲便和坐便，哪个更好

其实，蹲便和坐便各有利弊。

蹲便没有坐便舒适，然而保持蹲位的时候，肛直角会变大，一定程度上会让排便更加通畅，而且蹲便不用直接接触马桶，相对坐便来说更卫生。当然了，蹲便的缺点大家应该都知道，就是容易腿麻。还有蹲便的时候，膝关节和下肢会承受比较大的压力，所以蹲便不太适合老年人和一些腿脚不方便的人。

再来说说坐便。采取坐便方式排便的时候腹部承受的压力相对较小，对肛垫和直肠肛管的压迫也小。另外，坐便方式对于老年人或者腿脚不方便的人来说更安全。但也因为坐便方式相对舒服一些，无形中会延长排便的时间，而且坐着排便可能没有蹲着那么顺畅。所以坐马桶的时候，可以踩一个小板凳，上身微微前倾，让大腿和肚子呈 35° 左右夹角，这样就能更好地帮助排便。

另外，上厕所的时候尽量别带手机或者报纸、书刊，每次排便控制在 3 ～ 5 分钟，就能尽量降低痔疮的发病率。

好几天没大便了，应该怎么办

你多久大便一次？是一天两三次，还是两三天一次？其实不用在意次数，只要大便状态正常、规律，排便不费力，无便血就可以了。有的人好几天都不大便，大便去哪了？这些大便并没有消失，它就停留在我们的肠道里。长时间没被排出去，直肠会反复吸收这些大便的水分，时间一长，便秘就会越来越严重。便秘会让我们的肚子越来越大，还会让我们长赘肉、发胖。肠道里堆积的毒素还会跑到全身各处，导致我们脸上长色斑、痘痘，皮肤暗沉，有时口臭也是便秘引起的。

习惯性便秘是常见的便秘。一些不良的生活习惯是导致便秘的主要原因。改掉这些坏习惯，能有效地改善便秘。

口渴了才喝水。口渴时，身体已经处于缺水状态，所以不要等口渴才喝水。每天少量多次地饮水，保持身体水分充足，可减少便秘发生。

经常坐着不动或者不喜欢运动的人，发生便秘的概率也较高。所以坐一段时间要站起来活动活动。每天适当地运动、散步，都能

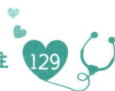

刺激肠道蠕动，促进排便。

无肉不欢，不注意营养搭配。多吃一些富含膳食纤维的果蔬能帮助肠道蠕动，如每天吃上半斤红薯。

有便意时憋着不去，长时间忍着，也容易便秘。最好养成定时排便的习惯，不管是早上还是晚上，形成自己的生物钟。

大便时习惯看手机，注意力不集中，也会影响排便。排便要速战速决，没有便意不要一直坐在马桶上，这样会导致肛门部位静脉充血，诱发痔疮。

器质性便秘

身体器官或组织病变导致的便秘属于器质性便秘。

常见的器质性便秘有：结肠慢传输性便秘、出口梗阻性便秘、占位性便秘。其中，出口梗阻性便秘包括直肠黏膜内脱垂、内套叠、耻骨直肠肌肥厚、直肠前突、肛门括约肌痉挛、盆底失弛缓等类型，需要做排粪造影检查确诊；占位性便秘包括腹腔内肿瘤压迫导致的便秘，和结肠癌占位导致的便秘，需要做腹部 CT、肠镜、结肠镜等检查确诊。此类型便秘基本无法用药解决，需要肛肠科医生用专业手段解决。

功能性便秘

肠道功能异常导致的便秘。其中最常见的就是结肠慢传输型便秘，需要结合结肠传输试验确诊，并由专业医生进行处理。

是否该去医院就诊的自我评估

当出现下列情况时，一定要及时去医院肛肠科或肛肠医院做检查，早日确诊，才能有针对性地解决问题，避免延误病情！

几天没大便，大便费力，感觉大便排不净。

有严重的排便困难症状：因痔疮、肛裂、肛周脓肿或溃疡、直肠炎等原因导致排便疼痛，造成排便恐惧而形成的便秘。

经常腹胀、腹痛，常规检查无肠梗阻、炎症及占位性病变者。

自己摸到腹部有包块（注意与粪块区别开）。

全身性疾病如尿毒症、糖尿病、甲状腺功能减退等使肠肌松弛、排便无力。

药物不良反应引起的严重便秘。

各种原因引起的排便排气停止，伴呕吐、腹胀、肠绞痛。

便秘时可以试试以下方法

揉腹。坐位与平躺均可，平卧最佳，右手掌根紧贴腹部皮肤绕脐顺时针揉，力度以带动皮下肌肉为宜。每次 5 ～ 10 分钟。次数不限，多多益善。

每天用温水坐浴一次，每次 5 ～ 10 分钟。这样做的好处有：热水可以使痉挛的肛门括约肌放松，有助于排便；热水能改善肛周的血液循环，且直肠壁受到热的刺激会加快蠕动；肛门附近的干硬大便在热水的直接作用下，可以变软，从而有利于排出。

上述方法无效时可尝试开塞露或温水灌肠。这两种方法是临时解决便秘的有效方法。

如果各种方法都试过了还是排便不畅，一定要去正规医院找医生，千万别乱吃药，特别是含蒽醌成分的润肠通便药或泻药，长期服用会导致结肠黑变病，不能长期使用。

医院挂号小贴士

如果只是便秘，可以提前挂消化内科的号。如果便秘还伴有其他症状，建议挂号前咨询医院的导医台医生。

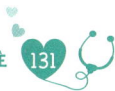

最后叮嘱大家，解决便秘问题需要患者的重视和医生的悉心治疗相配合。

不吃药也能解决便秘

习惯性便秘是指反复出现的排便困难问题，多与生活和饮食长期不规律有关，属于慢性便秘的一种。其核心特点是肠道蠕动慢或排便反射不敏感，导致每周排便少于 3 次，且症状持续超过 3 个月基本上就属于习惯性便秘了。

1. 通过饮食调理便秘

人体需要最基本的 7 大营养元素，如果不均衡，它就容易出毛病。

我们每千克体重，每天大概需要 1 克的蛋白质。以体重 70 千克的人为例，一天需要大概 70 克的蛋白质。鸡蛋的蛋白质含量大概在 13%，也就是说，一个鸡蛋的蛋白质含量为 7 ～ 8 克，如果按照 8 克来算，一天能吃两个鸡蛋的话，就是吃了 16 克蛋白质，还得再吃 54 克蛋白质。除了鸡蛋，这 54 克蛋白质从哪里来呢？比如说到了中午，再吃些肉，瘦肉里面的蛋白质含量是 20% 左右，我们按 20% 来算，100 克肉含有 20 克蛋白质，如果你吃了 200 克肉，就有 40 克蛋白质。40 克加 16 克，还差 14 克蛋白质。那 14 克从哪来呢？比如说我们有喝牛奶的习惯，你又喝了一盒牛奶，牛奶的蛋白质含量大概为 3%，其实牛奶的蛋白质含量不如馒头高，100 克馒头里面也含有 5 ～ 6 克的蛋白质，你要一天能吃俩馒头，差不多十几克蛋白质就补充够了。如果你吃不了那么多肉，那你可以吃点豆腐、豆制品，里面的蛋白质含量也很高。所以想把蛋白质补够其实很容易。如果你的蛋白质不够，膳食纤维不够的话，矿物质和维生素自然也就不够。

水要补够。每人每千克体重（生理需要量）大概每天需要30～40毫升的水。以70千克体重，每千克体重需水40毫升为例，每天需要40毫升×70千克=2800毫升水。喝汤、喝粥里面含的水分都算进去，只要喝够大概2800毫升的水，基本的量就够了。不过，大部分人是喝不够的，所以就会出现习惯性便秘。

还要多吃膳食纤维的食物，例如，各种绿叶蔬菜、水果、各种薯类、粗粮杂粮等。如果你吃的饭里面渣太少，就会影响便意，所以膳食纤维含量高的东西一定要多吃。

2.通过良好的生活习惯来预防便秘

久坐不动，会导致肠道肌肉"变懒"。忙工作时忽视便意，长期憋便成习惯，肠道敏感度下降。还有情绪压力：焦虑、紧张会抑制肠道蠕动（"肠脑轴"紊乱）。所以要改掉久坐的习惯，每小时起身活动3分钟，简单拉伸或深蹲。还要放松心情，别给自己太大压力，同时养成定时排便的习惯，比如晨起或餐后30分钟内坐马桶5～10分钟（即使无便意），建立生物钟。

如果你按我说的这些办法，你全部都做到了，保持了良好的排便习惯，你的习惯性便秘问题自然也就解决了。

警惕肠梗阻

当有腹痛、腹胀、呕吐、停止排气排便的症状，并且一直无法得到缓解时，就应引起重视了，可能是出现了肠梗阻。肠梗阻通俗地来说，就是消化道内容物不能顺利通过肠道的一种病症，也是常见的肠道疾病。它会引发一系列全身症状，严重时会危及生命，所以不能小觑，要及时就医。疑似肠梗阻，一般可去普外科或胃肠外科就诊。病情紧急就要去急诊科了。

如何预防肠梗阻

不良的饮食习惯会导致肠梗阻形成，所以预防肠梗阻，首先要养成健康的饮食习惯。饱食后不要剧烈运动，避免肠扭转的出现。

做过腹部手术的患者，术后需保证适量运动，防止腹腔粘连。

老年人容易出现便秘导致的肠梗阻，因此老年人要保持肠道通畅，应多选择易消化、含纤维素多的蔬菜和水果，少吃肉食等不易消化的食物，必要时还可以适量使用通便药物。

较大体积的肿瘤也会引起肠梗阻。所以要注意定期检查，尤其需要做验血、肠胃镜等项目。

腹外壁疝的患者容易发生肠梗阻，而且当疝囊发生嵌顿或转变为绞窄性疝时，还容易导致肠管坏死。因此有腹外疝的患者应该尽早手术治疗。

不管是预防还是治疗肠梗阻，都要注意饮食和日常生活习惯。饭前、便后要洗手，不吃不洁的食物，少食刺激性的食物，宜食营养丰富、高维生素、易消化吸收的食物。如反复发生粘连性肠梗阻，应少食粗纤维的食物，避免暴饮暴食，饭后忌剧烈活动。

治疗期间，不要吃难消化的食物，宜吃清淡有营养的流质食物，如米汤、菜汤、藕粉、蛋花汤、蔬果汁等。

便秘者应注意通过调整饮食、腹部按摩等方法保持排便通畅，无效者可适当口服缓泻剂，避免用力排便，还要保持心情愉悦，每天适当进行体育锻炼。

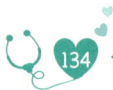

早上洗澡到底伤不伤身体

"早上洗澡伤阳气""容易感冒"，有没有听过这样的说法。这澡到底该不该洗呢？

1. 争议从哪来？中医西医各有说法

"早上洗澡不好"的传言，其实结合了中西医两个视角。中医认为，早晨是阳气升发的时间，冷水刺激或毛孔张开时受寒可能影响气血运行。西医关注的是体温变化：早晨人体核心体温比下午低0.5摄氏度左右，突然接触过热、过冷的水可能引发血压波动。但两种说法都强调四个字——因人而异。就像有人喝冰水胃疼，有人却没事，洗澡的"好坏"关键在于你的身体状态和洗澡方式。

2. 这两类人确实要当心

低血糖的人，尤其不吃早餐就洗澡的一定要注意。因为空腹＋热水会加速血液循环，容易增加晕倒、眼前发黑的风险。

高血压患者。早晨本就是血压"晨峰期"，42摄氏度以上的热水淋浴可能让血压飙升15毫米汞柱。

3. 健康洗澡的3个黄金法则

38～40摄氏度最安全，可以用手腕内侧试温度，不烫即可。

时间控制在"一首歌"的长度，大约5分钟内完成，避免浴室缺氧。

重点防护两个"命门"：后脖颈，快速擦干避免寒气入侵。脚底板：洗完立刻穿拖鞋，别光脚踩凉地板。

说到底，洗澡和吃饭一样，本就没有绝对的对错。重要的不是盲目跟风"养生建议"，而是听懂身体发出的信号——当你神清气爽走出浴室时，这就是最好的答案。毕竟能让自己舒服地开启新一天，才是最高级的养生啊！

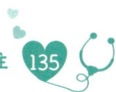

头发油腻有头屑怎么办

清晨梳头时飘落的"雪花",不到中午就黏成一缕缕的油发,你是不是也正在经历这样的尴尬?中国皮肤科医师协会数据显示,超过 50% 的成年人存在不同程度头屑困扰,这不仅是面子问题,更是头皮发出的健康警报。

我们的头皮就像一片土壤,当皮脂腺分泌的油脂过量,就会成为马拉色菌(糠秕孢子菌)的温床。这种真菌会分解油脂产生脂肪酸,刺激头皮导致角质层异常脱落——这就是头屑的真相。而熬夜、高油高糖饮食、错误护理方式,就像给这片土壤施错了肥料。

该怎么解决呢?

第一步:日常护理要"温柔以待"

扔掉指甲抓挠的坏习惯,改用指腹按摩。选择含吡啶硫酮锌(ZPT)或二硫化硒的洗发水,它们就像精准打击真菌的"特种兵"。特别提醒:洗头水温控制在38摄氏度最佳,过热会刺激皮脂腺报复性分泌。涂抹护发素的时候要避开头皮,否则相当于给真菌"投喂营养"。

要注意,这类洗发水不能当日常洗发水使用,只能在有头屑的时候使用。头屑消失后,每周用 1 次就可以了。

第二步:饮食调理要"内外兼修"

可以适当吃一些燕麦、鸡蛋等,在一定程度上能调节皮脂代谢,像牡蛎、南瓜子、三文鱼、核桃等都是不错的选择。记得远离奶茶、炸鸡这些"头皮炸弹",临床研究发现连续两周高糖饮食,头皮菌群失衡风险增加40%。

第三步:顽固问题要"科学干预"

当出现头皮发红、瘙痒持续时,也就是我们所说的脂溢性皮炎，要在医生的指导下使用 2% 的酮康唑洗剂。记住每周使用不超过 3 次，就像给头皮做"深度大扫除"，一定不要过度清洁，不然会破坏保护膜。

头皮的养护就像养育盆栽，既不能任其疯长，也不能过度修剪。中国医师协会推荐的"3+2"护理法：每周 3 次科学清洁，每天 2 分钟头皮按摩，配合饮食调理，大多数人在 4 ～ 6 周就能得到改善。下次当发丝重新恢复轻盈蓬松时，你会明白：善待头皮，就是给美丽最扎实的根基。

脚气和脚臭，只要不偷懒就能好

一招搞定脚臭

脚臭，去朋友家不敢换拖鞋。怎么办？脚臭一般都是细菌发酵引起的，所以我们消毒杀菌就管用。具体怎么做呢？洗脚的时候，用半盆水，加 10 毫升碘伏，然后脚在里面泡 5 ～ 10 分钟，顺便把袜子放在里面也泡一泡，再用甲硝唑片研成末，撒在干净的鞋垫上，每天一次，基本上五六天就能明显改善脚臭。另外一定要记得每天换袜子。

如果脚还有脱皮现象，说明可能有真菌。可以去药店买抗真菌的药膏。洗完脚以后，把抗真菌的药膏用上，然后把袜子、鞋垫都进行消毒。鞋里还要用抗真菌的喷剂每天喷一喷。这样坚持一个月的时间，脚气就能改善。

糜烂型脚气怎么办

如果脚趾缝里有脱皮、瘙痒、溃烂，越抓越痒，有时候还会出血，这个很可能就是糜烂型脚气。它是由真菌（霉菌）引起的。如

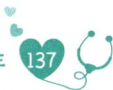

果穿的鞋、袜子特别闷热，不透气，脚部的环境就特别有利于真菌（霉菌）的生长，就容易发生这种问题。而且，脚气还会传染。

怎么办呢？很简单。第一，泡脚的时候，在盆里放 10 毫升碘伏，泡完以后擦干脚，再拿碘伏原液，在溃烂的部位进行涂抹。第二，脚趾缝里撒上抗真菌的药粉，如硝酸咪康唑散。撒上以后最好穿上五指袜。以上操作，一天一次，坚持一到两周，就会有所好转。

水疱型脚气怎么办

天气变暖了，有些人的脚趾缝和前脚掌会出现密集的水疱。其实这就是水疱型脚气。这种水疱型脚气很常见，也很烦人，因为它特别痒。那怎么办呢？可以去药店买一瓶抗真菌的喷雾剂，喷洒在有水疱的地方，一天一次。喷了以后不要挠，坚持 4 周。同时，生活中应该注意鞋袜的消毒。鞋、袜子、鞋垫都要消毒，并且注意保持脚部的干燥，症状就会有很大的改善。很多人脚气反复发作，有可能就是用药的时间太短，而且袜子、鞋垫也没有定期消毒。

脚气老不好怎么办

脚气反反复复老不好，是药不管用吗？不是药不管用，很可能是以下两个原因。脚气是真菌感染引起的，而真菌有很多种。如果只用一类药，效果有时候就不好，所以至少得两种药交替使用。比如说咪唑类的和丙烯胺类的交替来用，而且用的时间要长，症状消失后再坚持用 1～2 个月。很多人往往觉得好了就停药，所以就觉得药不管用。

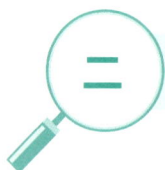

二 厨房里的健康密码

厨房里的隐形杀手——黄曲霉毒素

您有没有见过厨房角落发霉的花生？这些看似平常的小东西，可能正悄悄释放一种"慢性毒药"——黄曲霉毒素。它被世界卫生组织列为 1 类致癌物，1 毫克就能致癌，20 毫克足以致命。更可怕的是，它可能就藏在我们每天接触的食材里。

1. 认识厨房里的"毒王"

黄曲霉毒素是毒素中的"黑老大"，它是霉菌代谢产生的，而霉菌最爱在温暖潮湿的环境里繁殖。黄曲霉毒素不像普通细菌怕高温，280 摄氏度才能彻底消灭，普通烹饪根本伤不了它。最危险的是，它专挑淀粉含量高的食物下手：发霉的花生、玉米、大米、坚果都是它的"老巢"。

2. 为何要警惕这个"沉默杀手"

黄曲霉毒素的致癌性比砒霜强 68 倍，长期微量摄入就像在肝脏埋下定时炸弹。数据显示，我国肝癌高发地区与黄曲霉毒素污染区高度重合。更揪心的是，它的毒性会累积：今天吃一粒发苦的瓜子，明天吃半块霉变的糕点，日积月累就可能突破身体健康防线。

3. 三步打造安全防线

食材采购避雷针

花生、玉米选完整干燥的（碎粒易霉变）。

大米闻着有哈喇味立即丢弃。

坚果选原味带壳的（加工越少越安全）。

粮油选正规厂家。

厨房储存有门道

五谷杂粮装进密封罐，加包食品干燥剂。

筷子每月煮 10 分钟，发黑立即换。

砧板生熟分开，每周用盐 + 柠檬深度清洁。

油壶别放灶台边（高温加速变质）。

霉变食物处理指南

花生有一颗霉变，整包都要扔（毒素会扩散）。

苹果烂一块，整个不能吃（看似完好的部分已有菌丝）。

剩饭剩菜冷藏不超过 24 小时。

发苦的坚果马上吐掉并漱口。

防黄曲霉毒素就像给家人建保护罩，需要日复一日的防护。记住三个关键数字：湿度低于 70%、温度低于 20 摄氏度、储存不超过 3 个月。下次清理厨房时，请多花 5 分钟检查食材，这可能是给全家人最实在的健康投资。毕竟，预防永远比治疗来得温柔，也更有力量。

冷冻肉这样解冻才安全

冷冻食品处理不当，分分钟让冰箱变成"细菌培养箱"！冰箱里拿出来的肉，你家是怎么解冻的呢？

1. 解冻不当的隐患有多大

冷冻肉解冻时，表面温度回升到 4～60 摄氏度这个"危险区"，这正是沙门氏菌、大肠杆菌等致病菌的繁殖温床。实验数据显示，一块 500 克的冻肉在室温放置 4 小时，细菌数量会暴增 400 倍！更可怕的是，反复解冻的肉类，蛋白质结构破坏后，不仅营养流失，还会产生加速衰老的丙二醛。

2. 这些解冻误区您中招了吗

室温解冻：细菌可能因此而开狂欢派对，尤其是在天气湿热的时候。

热水泡肉：外层熟透内里结冰，影响口感。

反复冷冻：每次解冻都像给细菌"续命"。

3. 推荐四种解冻方法

黄金法则：冷藏室慢解冻

把冻肉装保鲜盒放在冷藏室最下层，牛肉解冻需 12 小时，鸡肉 8 小时，鱼肉 6 小时。解冻后的肉要在 24 小时内吃完，像三文鱼这类富含不饱和脂肪酸的鱼类建议当天食用。

应急妙招：冷水浴解冻

密封袋装肉浸入冷水，每 30 分钟换水 1 次。

科技助力：微波炉解冻

选择"解冻"模式，500 克肉类需分 2～3 次进行暂停、翻转。解冻后立即烹饪，特别适合牛排这类需要即时烹饪的食材。

解冻神器：铝盆加速法

用两个铝盆扣住冻肉，金属导热性能让解冻时间缩短 40%。实测 3 厘米厚的牛排只需 45 分钟就能均匀解冻。解冻后最好在 2 小时内就烹饪完毕。

冰箱食物保质期指南

冷藏室（4 摄氏度）。

猪、牛肉：3 ～ 4 天。

禽类：1 ～ 2 天。

鱼类：当天食用。

鸡蛋：3 ～ 5 周。

绿叶菜：3 天。

冷冻室（零下 18 摄氏度）。

红肉：6 ～ 12 个月。

禽类：9 个月。

鱼类：3 ～ 6 个月（三文鱼 3 个月）。

速冻水饺：2 个月。

自制肉丸：1 个月。

记得冰箱不是保险箱，科学储存才能守住健康防线。下次解冻时，不妨试试这些方法，让每一口食物都安全又美味。毕竟，好好吃饭，才是对自己最好的疼爱。

冻肉最佳赏味期其实比保质期短 1/3，建议在包装上标注冷冻日期。健康生活，从正确解冻开始！

这六种蔬菜不焯水等于吃"毒药"

"这菠菜直接炒就行了吧？焯水多麻烦啊！"厨房里经常会出现这样的声音。有些人查出肾结石，可能就是经常吃一些没有焯过水的蔬菜导致的。这些藏在绿叶里的"健康刺客"——草酸，正悄悄威胁着千万家庭的餐桌安全。

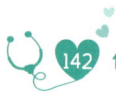

1. 菜篮里的隐形杀手：草酸

草酸就像蔬菜自带的"防盗网"，能让虫子吃了消化不良，但对人类来说它就是"健康小偷"。它会在肠道里和钙结合形成尖锐的晶体，既偷走我们珍贵的钙质，又可能划伤肾脏形成结石。数据显示，我国泌尿系结石发病率达 5.8%，其中草酸钙结石占比超 80%。

这些菜是草酸大户，食用前必焯水

菠菜（每百克草酸含量为 350 毫克）。

空心菜（每百克草酸含量为 691 毫克）。

马齿苋（草酸含量高达菠菜的 2 倍）。

苋菜（焯后汤汁不再泛红）。

芹菜（嫩茎比叶子含量更高）。

香椿（亚硝酸盐 + 草酸双重风险）。

安心直吃清单

大白菜、卷心菜、萝卜、绿豆芽等，草酸含量均低于 50 毫克，可放心烹饪。

2. 科学焯水三字诀

沸：一定要水开下锅，冷水焯会让营养流失加倍。

快：绿叶菜 1 分钟，根茎类（如芹菜）2 ～ 3 分钟。实验证明焯 3 分钟可去除 55% 草酸。

透：水量要淹没蔬菜，像焯 500 克菠菜至少用 2 升水。

油炒菠菜：草酸去除率＜ 5%。

沸水焯 1 分钟：去除率约为 43%。

加 1% 食盐焯水：去除率提升至 60%。

3. 焯水还能顺手解决这些隐患

香椿：亚硝酸盐降低 70%。

黄花菜：祛除秋水仙碱毒性。

西蓝花：农残减少 80%。

豆角：皂苷毒性消失。

下次做凉拌菠菜前，不妨多花 3 分钟焯水。这不仅是一道烹饪工序，更是给家人的健康投保。当翠绿的蔬菜在沸水中舒展身姿时，我们也在用科学守护着最珍贵的家庭健康。

焯水后立即过凉水能保持蔬菜脆嫩，营养流失减少 30%！

养成好的炒菜习惯

厨艺的高超不仅体现在食物的色香味俱全，关键还要健康烹饪。如果炒菜习惯或者方法不正确，就会危害自己和家人的身体健康。如果你有以下这些炒菜的坏习惯，赶紧改掉。

1. 不要等油冒烟后放菜

油锅过热容易诱发火灾，不仅如此，油温太高还会对我们的身体健康造成不良影响。通常我们炒菜时会把锅烧热再放油，等油冒烟再下菜。这似乎是一件很平常的事。但是当锅中的油加热至冒烟，可能已达到 150 ~ 200 摄氏度。这个温度会使油变质。若长期食用高温油反复煎炸的食物，还可能引起高血脂、动脉硬化和心脑血管疾病等。所以一定不要等油冒烟再放菜。

2. 炒菜时添加各种含盐调料要适量

现在很多人都有意识地控制盐的摄入，知道吃盐太多不利于身体健康。可是很多人往往忽视了一些调味料的含盐量。如果对这些调味料，如酱油、蚝油、鸡精、味精、豆瓣酱等的使用不加以控制，也容易造成摄入的盐超标。盐超标也就意味着人体摄入的钠元素增加，这就会影响正常的新陈代谢。饮食中的钠长期超标，极易升高血压，加速钙流失，加重肾脏、心脏、血管负担，促进动脉粥样硬化。

很多人的盐摄取量是超标的，因为很多食物本身就含有盐的成分，尤其是一些海产品或腌制品，所以除了要控制盐的用量，还要控制含盐量比较高的食物、调味料的用量。

3. 炒完菜后要刷锅

有些人炒完一个菜后，发现锅还挺干净或者还有很多油时，会不洗锅接着炒下一个菜。其实，刷锅的步骤不能省。

因为看似干净的锅实际上也附着着油脂以及食物残渣，当经历再次的升温后极易产生苯并芘类致癌物质；另外残留的汤汁也很容易烧焦，产生有害物质。

4. 炒完菜不要马上关油烟机

炒完菜立马关油烟机，很可能会危害健康。因为炒完菜后一些没有充分燃烧的燃料和油烟依然会停留在厨房里，所以做完饭不要马上关油烟机，而应让油烟机多工作一会儿，避免残留的油烟影响我们的身体健康。

如何降低厨房油烟的危害

我们在炒菜做饭的时候会产生油烟。油烟包含许多有害物质，会损害呼吸系统、皮肤等，长期吸入油烟甚至还会增加患肺癌的风险。

降低油烟风险，应该做好以下这几点。

1. 拒绝"土榨油"

很多家庭觉得自己榨的油更健康。其实不然。"土榨油"作坊一般设备工艺落后，对油的精炼程度低，榨出的油在烹饪时会产生

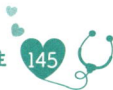

更多的油烟。所以我们要从正规渠道购买合格的食用油，少用各种"土榨油"。精炼程度高的油，相对于"土榨油"，炒菜的时候油烟会少很多。

2. 控制油温

日常烹调时，油温应尽量控制在 200 摄氏度以下（含橄榄油或亚麻籽油的调和油，温度超过 150 摄氏度就会冒烟）。等待油热的时候可以先稍微放一丁点食材，食材周围略有冒泡则表明油温已经足够，如果油冒烟了就说明油温已经过高。制作油炸食物的时候更容易产生油烟，所以应控制好油温，尽量缩短煎炸时间。

3. 选择低油烟的烹饪方式

多采用蒸、煮、焯、烩、炖、熬等清淡少油的方式做菜，可以减少油烟的产生。虽然不推荐高温煎炸的烹饪方式，但如果确有需要，可以选择黄油、椰子油、棕榈油等这些饱和脂肪酸丰富的油，但这类油一定要少吃。

4. 防止干烧

经常有人在炖、熬东西的时候会忘了时间，导致锅里的食物烧干或者烧糊。因此烹调时最好设置闹钟，或者一定要在灶边留人，切勿干烧。

5. 使用强吸力的抽油烟机

做饭时不开油烟机相比做饭时开油烟机的人，患肺癌的风险更高。应尽量使用强吸力的抽油烟机，必要时可以戴口罩，做完饭让油烟机多工作一会儿，吸走残留的油烟，并且多开窗通风。

用洗洁精清洗餐具怎样才能无残留

洗洁精是我们生活中普遍使用的日常清洗用品。随着人们健康意识的提高，很多人都担心洗洁精会残留在餐具上，残留的洗洁精对人体健康会有不良影响。

正规厂家生产的合格洗洁精，所含化学成分一般对人体毒性较低，甚至无毒无害，除非大量误服。为了避免洗洁精中的化学物质残留，我们该如何清洗餐具呢？

最好不要把洗洁精直接挤在餐具或厨具上，而是先用水稀释洗洁精，再用海绵或洗碗布蘸上擦洗，并且餐具不要长时间浸泡在稀释过的洗洁精中，洗完后应立即用清水反复冲洗干净，这样就不用担心洗洁精会残留在餐具上了。

所以，一定要选用正规厂家生产的合格洗洁精。小作坊生产的洗洁精质量不但没有保证，还有细菌超标的可能。经过充分的冲洗，洗洁精对我们的身体基本不会有危害，但是对我们的皮肤可能会有一定的刺激性。所以为了避免双手受到伤害，我们在用洗洁精洗餐具时最好戴上手套，并在洗涤后用清水将手套充分冲洗干净。

米、面的选择原则

天天都在吃的米、面，你会选吗？怎样判断米面是否优质？是价格越贵越好吗？

首先，选购优质大米需要注意以下几点。

1. 摸硬度

米粒的硬度是由蛋白质决定的，米粒越硬，蛋白质含量也就越高，透明度也会比较好。一般来说，新米比陈米要硬一些。选购时用两个手指使劲去捏米粒，如果有点硬，并且米粒没有碎掉，那就是新米。如果米粒碎了，那就可能是陈米，碎得越厉害就说明这种

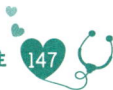

米存放的时间越长。

2. 看颜色

新米的颜色是乳白色或淡黄色的，而陈米的颜色则比较深。新米给人的感觉一般是颜色白、晶莹剔透、光泽度好。大米存放时间久了，颜色就会慢慢变暗，而且表面会呈灰粉状或出现白沟纹（俗称"爆腰"）。

3. 闻味道

新米的水分比陈谷新碾的大米多。而且新米闻起来有一股稻谷的清香，陈米则没有，甚至还有一股霉馊味。当然，如果闻到米的味道特别香，也需要警惕是否添加了香精。

4. 看季节

在稻谷收割季节后 1 个月左右，更容易买到新米。但由于各个地区气候不同，稻谷品种不同，收获的时间也会有所不同。

5. 用手抓

新米用手使劲一团，手松开之后大米还会保持一团的状态，并缓缓散开，而陈米则没有这种感觉。

还有一点，到超市选购大米时，尽量购买袋装的，这样既能看到保质期，买到的米又能少很多灰尘。而散装米经过长时间堆放，可能已经基本失去了米香味，而且灰尘也比较多。

再来说说怎样才能选到优质的面粉。

1. 走出面粉越白越好的误区

面粉并不是越白越好。符合国家标准的面粉，在通常情况下都呈乳白色或微黄色，手感细腻，颗粒均匀。面粉中含有少量胡萝卜素，所以加工精度低的面粉大都不会是雪白色。如果买的面粉偏白，可能是加了增白剂。

2. 分清面粉的种类

面粉根据蛋白质的含量高低，分为：高筋粉、中筋粉、低筋粉；按照加工精度又分为：特一粉、特二粉、标准粉、普通粉等。相对来说加工精度越高，矿物质、维生素和膳食纤维的含量越少。全麦面粉更健康。

3. 闻气味

面粉应有自然的麦香味。符合国家标准的面粉都有小麦的天然香味，若面粉淡而无味或有化学药品的味道，则说明其中可能含有超标的添加剂，或用陈化粮加工而成。

七种不宜冷藏的食物

冰箱是保险箱吗？不是的。下面七种食物是不适合放在冰箱冷藏室的，放进去不但不保鲜，可能坏得更快。

第一种，热带水果。香蕉、杧果、木瓜等一些热带的水果如果没成熟就放到冰箱里面，会抑制乙烯的产生。乙烯是促进水果成熟的。所以把这些水果放到冰箱里，会长时间也不成熟，而且放在冰箱里，特别容易出现冻伤。其实，只要用保鲜膜把香蕉的根部包起来，把木瓜和杧果用纸包起来，放在阴凉通风的地方就可以了，不用放冰箱。

第二种，土豆和红薯。把它们放到冰箱里，潮湿的环境更容易让它们发芽，进而使龙葵素的含量增加，吃了以后容易导致中毒。正确的保存方法应该是把苹果放在存放土豆和红薯的地方。这样，苹果散发出的乙烯可以减缓土豆和红薯发芽的速度。还有一点特别重要：土豆和红薯不能放在一起，否则容易发芽。

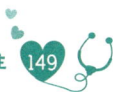

第三种，大蒜和洋葱。这两种东西放在干燥通风的地方就可以了。

第四种，面包，特别是刚烤出来的面包。我们都知道，面包是越软越好吃，放冷了以后它就会变硬，变得不好吃了。建议刚出炉的面包，或者刚买的面包就放到纸袋子里，在保质期之内把它吃完。

第五种，蜂蜜。蜂蜜含糖量比较高，所以天然就具有保鲜的功能。把蜂蜜放到冰箱里以后，温度太低，蜂蜜就容易析出晶体，影响口感。所以蜂蜜放在阴凉处就可以了。

第六种，中药材。一些中药放到冰箱里容易受潮，引起变质或者影响药性，服用后甚至还有可能出现不良反应。

第七种，咖啡和茶叶。咖啡和茶叶放到冰箱里，如果密封不严，就特别容易吸潮，而且冰箱的异味也容易跑到咖啡和茶叶里去，影响它们的口味和品质。如果咖啡和茶叶短期内不打算喝，可以把它们密封到一个瓶子或者袋子里，放到冷冻室冷冻起来，这样保存时间会更长一些。

你还在用卫生纸擦嘴吗

别用卫生纸擦嘴。这可不是矫情。卫生纸和纸巾看起来没什么区别，但这两种纸从用途上来说，一个是擦屁股的，一个是擦嘴的，所以它们在生产标准方面是不一样的。比如，卫生纸要求每克含有的细菌菌落在 600 个以内；纸巾要求每克含有的细菌菌落在 200 个以内，所以卫生纸上的细菌可能会比纸巾要高 3 倍。所以，尽量还是用纸巾擦嘴。

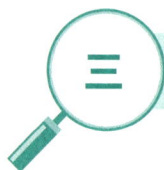

三 卧室里的健康密码

怎么减少熬夜的危害

如果不得不熬夜，怎么降低熬夜的危害？

第一种，如果你通宵了一夜，属于急性睡眠剥夺，这种通常需要一周以上的正常睡眠才能恢复过来。

解决方法：补觉。如果你提前就知道自己要通宵，也可以提前补觉，事先多睡能减少通宵带来的痴呆效果。通宵时，每半个小时起来走动走动，多喝水。可以抽空小睡，比如，两三点的时候，可以小睡几十分钟，不要太久，可以降低疲劳感，降低熬夜危害。

第二种，慢性睡眠不足。很多人可能处于这个状态，自己还不知道。有研究显示，慢性睡眠不足的人基本无法察觉自己的认知缺陷在逐渐增加。大多数人适合的睡眠时长是 7 ~ 9 个小时。肯定会有人说，有人睡 5 个小时就睡饱了。确实是有，但毕竟是少数。

解决方法：首先要意识到自己缺觉，问问自己睡醒后精神状态好不好？起床困难吗？睡眠中是不是经常醒？白天是不是经常需要小睡？当然专业的评估还是要专业的医生来做。如果意识到自己缺觉，那就尽量多睡。

如果需要上夜班，熬夜是必然的，可以用两轮补觉法。怎么做呢？

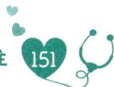

第一轮补觉可以选择夜班前一个固定时间段，睡 3 ～ 4 个小时，形成规律节律。第二阶段，下班后自由安排，睡 4 ～ 5 个小时，保证总睡眠时长在 7 ～ 9 个小时。缓冲夜班带来的伤害。

所有的这些，最优的选择还是不熬夜，能不熬夜咱就别熬了。

赖床有好处

有些人起床喜欢设置好几个闹钟，并且在第一次闹钟响起后再打个 30 分钟的盹儿，赖会儿床。这种挣扎每个冬天都在上演。知道该起了，可身体却像灌了铅似的动弹不得。其实不必为此自责，医学研究证实：晨醒后适当赖床 30 分钟，反而是冬季保护心血管的智慧选择。

1. 赖床的科学真相：身体需要的温柔过渡

我们的大脑不是电灯开关，无法瞬间完成"关机"与"启动"的切换。当闹钟响起时，身体正经历着"睡眠惯性"——就像汽车冷启动需要热车，此时心跳刚从 50 次 / 分钟向清醒状态的 70 次 / 分钟回升，血管仍在适应血流加速，肌肉关节尚未解除"睡眠保护模式"。

有研究团队发现，清晨 5 ～ 9 点的心肌梗死发生率是其他时段的 4 倍。这恰好与多数人匆忙起床的时间重合——突然坐起导致血压骤升 30 毫米汞柱，如同给血管来了一支"高压水枪"，脆弱的斑块可能因此破裂。

2. 赖床的黄金法则：30 分钟分段激活

0 ～ 5 分钟：感官唤醒

让眼皮自然眨动适应光线。

用鼻腔深呼吸 5 次（吸气 4 秒，屏息 2 秒，呼气 6 秒）。

像猫咪伸懒腰般舒展四肢。

5 ～ 15 分钟：神经激活

十指梳头 30 次促进头皮血液循环。

顺时针、逆时针转动眼球各 10 圈。

用拇指按压合谷穴（虎口位置）唤醒末梢神经。

15 ～ 30 分钟：机能唤醒

坐起后保持双腿垂放床边 1 分钟。

用 40 摄氏度温水漱口激活口腔黏膜。

小口喝半杯温水。

3. 冬季赖床的六大禁忌

忌憋尿赖床：膀胱超量储存易致尿路逆行感染。临床数据显示憋尿超过 1 小时，细菌滋生速度提升 5 倍。

忌空腹赖床：胃肠蠕动加速时缺乏食物，胃酸可能腐蚀胃黏膜（可备苏打饼干在床头）。

忌高枕赖床：枕头高于 15 厘米会压迫椎动脉，引发头晕。

忌蒙头回笼觉：被窝内二氧化碳浓度 3 分钟翻 1 倍，易诱发呼吸性碱中毒。

忌刷手机：蓝光刺激会抑制褪黑素消退，形成"虚假清醒"。

忌突然起身：遵循"30 秒原则"（睁眼 30 秒，坐起 30 秒，站立 30 秒）。

以后起床，尤其冬天的时候，不妨把赖床变成一场与身体的温柔对话。记住：科学赖床不是懒惰，而是给心血管系上"安全带"。当阳光透过窗帘缝隙钻进房间时，你可以像拉开小提琴琴弓般优雅地苏醒——先让手指在被子下轻轻弹动，感受血液重新灌注指尖的暖意，再让这份温暖顺着血管流向全身。毕竟，生命的美好，值得我们用最体贴的方式开启每个清晨。

落枕了怎么办

落枕就像脖子的"起床气"，本质是颈部肌肉和关节的抗议。当你发现：转头需要整个上半身配合，按压颈部能摸到硬邦邦的"肉疙瘩"，或者疼痛从脖子一直延伸到肩膀甚至手指，这说明你的颈椎已经亮起黄灯。医学上称为"急性颈肩肌筋膜炎"，是肌肉痉挛和微小关节错位导致的。

1. 落枕了怎么办

热敷：40 摄氏度湿热毛巾（比干热效果好 30%）敷 15 分钟 /次，配合薄荷精油，可促进血流速度。

仰卧床上，头悬空做"小鸡啄米"点头动作，每次 3 分钟，能复位 70% 的小关节错位。

穴位按摩：风池穴（后发际凹陷处）+ 肩井穴（肩膀最高点）各揉按 2 分钟。

2. 怎么尽量避免落枕呢

有些睡姿是导致你落枕的罪魁祸首：比如说趴睡，让脖子旋转 90 度，相当于整晚做"扭头杀"，或者蜷缩睡把颈椎压成问号。就像把弹簧长时间扭曲，早晚会失去弹性。所以侧睡时鼻尖、胸骨、肚脐在一条直线上，对你的脖子会比较好。

枕头的高度太高对颈部也会有影响，研究显示，枕头高度每偏差 3 厘米，颈部压力增加 1.5 倍。15 厘米的枕头让颈椎前倾 30 度，相当于低头玩手机的角度。所以选择低一点的枕头，或者记忆棉枕（中间凹陷 3 ~ 5 厘米）。

另外夏天空调温度不要太低，冷风会让肌肉血流减少40%，不要让空调的冷风直接吹到脖子处。

特别提醒：如果出现手麻、头晕、视力模糊，可能是寰枢关节半脱位（脖子最上面的关节卡住），务必及时就医。

打呼噜不是睡得香，是身体在求救

"不就是打呼噜吗？睡得香才打呼！"这句话坑了无数人。你或许不知道，当鼾声像电钻一样穿透房门时，你的血管可能正在被撕裂，大脑可能正在缺氧，心脏可能正在超负荷跳动——打呼噜从来不是睡眠质量的评判标准，而可能是身体发出的红色警报。

打呼噜的原理就像吹响一支松垮的橡胶管：当我们平躺时，喉咙后壁的肌肉松弛下垂，呼吸气流通过狭窄通道时，带动软组织振动发出声响。医学上称其为"阻塞性睡眠呼吸暂停低通气综合征"，严重时每小时会发生30次以上的呼吸中断，相当于整夜都在缺氧与惊醒中循环。医学研究发现，40%的成年人存在睡眠呼吸问题，而每10个打呼噜的人里，就有3个伴随呼吸暂停——就像睡着时被人突然捂住口鼻。

睡觉打呼噜会有哪些危害呢？

1. 夜间危害

心脏在"蹦极"。每次呼吸暂停就像把心脏猛地扔下悬崖：血压瞬间飙升30～50毫米汞柱（相当于突然做10个深蹲），整夜反复数十次。研究发现，重度打鼾者患高血压的风险是常人的3倍，患心肌梗死的概率增加4倍。

大脑被"断网"。呼吸暂停时血氧浓度会从95%骤降到70%

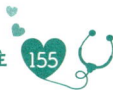

以下（相当于高原反应时血氧水平），脑细胞在缺氧中成片死亡。这正是第二天头痛、记忆力减退的元凶，长期缺氧会让患阿尔茨海默病的风险上升。

血糖"过山车"。缺氧会激活胰岛素抵抗机制，就像给细胞的大门上了锁。数据显示，打呼噜人群患糖尿病的概率比普通人高 46%。

2. 日间危害

秒睡危险警报。开会时突然"断片"、等红灯时瞬间睡着，这有可能不是疲劳，而是睡眠呼吸暂停特有的嗜睡症。研究显示，重度打鼾者发生交通事故的概率是正常人的 7 倍。

情绪不稳定。缺氧会让大脑杏仁核（情绪控制中心）持续亢奋，这就是为什么打呼噜的人更容易暴躁。临床统计显示，这类人群抑郁症发病率高达 40%，是普通人的 2.8 倍。

血液变成代谢废品站。夜间反复缺氧就像往血液里倒垃圾。这类人的尿酸值平均每升比常人高 89 微摩尔，胆固醇更容易沉积在血管壁。这也是为什么打鼾人群痛风发作更频繁，血管硬化速度比同龄人快 5 年。

3. 伤害你最在乎的人

同床共枕的代价

65 分贝的鼾声（相当于吸尘器工作声）会让伴侣每年损失 219 小时深度睡眠，长期睡眠剥夺可能会让伴侣患焦虑症的概率提升 33%。

儿童健康警报

如果孩子打呼噜，要警惕腺样体面容：长期张口呼吸会导致龅牙、面中部凹陷，有可能导致孩子智商发育比同龄孩子平均低 12 分。

打呼噜的危害像滚雪球，放任不管只会越滚越大，所以一定要重视起来。

如何才能不打呼噜

1.适合轻度打鼾者的办法

改变睡姿

侧卧睡姿能降低 60% 的鼾声。为了让自己在睡觉时一直保持侧卧的睡姿，可以在睡衣后背缝个拳头大小的口袋，塞入网球或毛巾卷，利用异物感强迫自己侧卧，防止仰卧时舌根后坠。

侧卧时可调整枕头高度：将普通枕头对折成 10 厘米高的侧睡枕，让下巴与胸口呈 15 度角，气道自然打开。侧睡能让血氧饱和度立即提升 15%。

减肥就等于减鼾

体质指数 BMI 超过 28 的人群打呼概率是正常体重者的 3 倍，所以每减 500 克脂肪，气道增宽 0.3 毫米，减重 5 千克就能减少 30% 呼吸暂停次数。

口腔训练

坐直后深吸气，用嘴唇缓慢吹气，想象吹灭 1 米外的蜡烛，每天 3 组，每组 10 次，每天 5 分钟，增强咽喉肌肉。也可以练习舌尖抵住上颚，向后滑动到软腭位置，发出"咔嗒"声，早中晚各 20 次。锻炼舌肌，有利于改善仰卧时舌根后坠堵塞咽喉的情况。

2.适合中重度打鼾者的办法

口腔矫正器

通过口腔矫正器撑开气道，可减少 50% ～ 70% 的鼾声，适合下颌后缩的"小下巴"人群，不过这个需要去口腔科定制。

呼吸机（气流支架）

它的工作原理是通过面罩持续输送正气压，像"空气支架"撑开塌陷的气道。使用后血氧饱和度可从 82% 回升至 95%，睡眠质量提升 3 倍。

手术评估（最后选项）

悬雍垂腭咽成形术：切除多余软腭组织，适合咽喉结构异常者，有效率约 60%。

低温等离子消融：微创缩小肥大的扁桃体。

3. 出差、应酬时该如何应对

买一个现成的洗鼻器，用 38 摄氏度生理盐水冲洗鼻腔。睡前贴"通气鼻贴"扩张鼻腔（药房有售）。卧室放加湿器，湿度保持在 50% ～ 60%。

喝酒后会加重打鼾，所以睡前 4 小时内最好不要喝酒。如果在睡觉前喝酒了，可以喝 300 毫升温蜂蜜水，吃根香蕉，并且把枕头垫高 15 厘米预防酒精导致的肌肉松弛造成的打鼾。

打呼噜是身体发出的健康警报，就像汽车仪表盘亮起的警示灯。记住两个关键数字：体质指数 BMI 控制在 24 以下，颈围小于 38 厘米（男）、34 厘米（女）——这是呼吸道自由的黄金标准。改变从今夜开始：换个睡姿，调整饮食，给呼吸道多留 3 毫米的空间。记住，真正的好睡眠应该是静悄悄的，而不是此起彼伏的"夜间交响乐"。

如何快速入睡

失眠，往往是多种因素造成的：躯体疾病、精神障碍、药物滥用等。还有一些失眠与睡眠呼吸紊乱、睡眠运动障碍等相关。失眠常与其他疾病同时发生，有时很难确定这些疾病与失眠之间的因果关系，所以大家在治疗失眠时，一定要考虑多方面的因素，并及时咨询医生。

如果每周有三次以上睡眠障碍，且持续 1 个月以上者，就应引起高度重视，及时就医。有研究表明，睡眠障碍会影响人的学习、记忆、情感等，进而导致心理疾病。很多有心理问题和精神疾病的人都存在严重的睡眠障碍，而且长期睡眠障碍是引发慢性疲劳综合征、高血压、冠心病、糖尿病、脑血管病的重要原因之一。

医院挂号小贴士

失眠可以挂神经内科，也可以挂精神科。

如果是轻度失眠，一般看神经内科即可。轻度失眠大多数是神经衰弱引起的，也可能是长时间精神紧张、压力大或者是睡眠不足引起生物钟改变而导致，可以在医生指导下口服一些安神的药物。

如果是由焦虑症和抑郁症引起的失眠，症状可能会比较严重，同时患者可能会伴有焦虑和抑郁的症状。这种情况，应该看精神科。

每个人治疗失眠的方式都不一样，但让心态保持平和，是治疗失眠的有效手段。

有一个可以使人快速入睡的方法，十分有效，分享给大家。

第一步，放松你的整个面部，包括口腔内的肌肉。

第二步，放下手臂，越低越好，尽快放松，如果做不到，可以先让手臂紧张一下，再放松。

第三步，呼气，放松胸部，然后吸入足够的空气。

第四步，呼气，想办法放松你的腿，关注你的脚和膝盖。

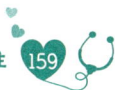

第五步，全身放松后，可以开始清理你的思绪，想象一个放松的场景，让你的思绪清醒 10 秒。

第六步，如果想象不起作用，可以反复对自己说"不要想、不要想、不要想……"重复大约 10 秒钟，很快你就会睡着了！

一定要注意的是，这个方法需要花时间练习，第一次不一定能成功。

这些植物不要在卧室里养

在卧室中养植物时，需要注意某些植物可能对健康或睡眠产生负面影响。看看你家卧室有没有我说的这些植物。

1. 香气浓郁的植物

这类植物在夜间释放强烈香气，可能刺激神经，引发头痛或失眠，尤其对气味敏感者不利。

夜来香：夜间香味浓烈，长期闻可能引起头晕、气喘。

百合：香气浓郁，可能导致中枢神经兴奋，影响入睡。

风信子：花香浓烈，可能引发过敏或不适。

栀子花：香气持久，密闭空间易使人感到胸闷。

茉莉花：部分人对香味敏感，可能干扰睡眠。

2. 含毒性汁液或花粉的植物

误触或误食可能导致皮肤刺激、呕吐等中毒反应，尤其不适合有儿童或宠物的家庭。

滴水观音（海芋）：茎叶汁液含草酸钙针晶，接触皮肤或误食会引发灼痛、肿胀。

一品红：白色乳汁含毒素，接触可能引起皮肤过敏。

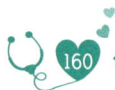

万年青：汁液有毒，误食会导致口腔、咽喉肿痛。

夹竹桃：全株有毒，花粉可能引发呼吸道不适。

水仙：鳞茎含生物碱，误食会引起恶心、腹泻。

郁金香：花香含毒碱，长时间接触可能引发头晕、脱发。

绿萝：汁液含草酸钙，虽净化空气但需避免误食。

3. 夜间大量消耗氧气的植物

虽然普通小型植物影响较小，但大型或密集摆放的植物可能在夜间显著增加二氧化碳浓度。

大型观叶植物：如琴叶榕、龟背竹（夜间呼吸作用较强，若卧室密闭且植物过多，可能影响空气质量）。

4. 易引发过敏或滋生霉菌的植物

开花植物如菊花、雏菊等：花粉可能诱发过敏，尤其对呼吸道敏感者。

蕨类植物：喜潮湿环境，若通风不良易滋生霉菌，影响空气质量。

5. 适合卧室的植物推荐

若希望改善卧室环境，可选择以下植物：

虎尾兰：夜间释放氧气，耐阴好养。

吊兰：净化空气，适应弱光环境。

芦荟：释放氧气，兼具美容用途。

常春藤：吸收甲醛，适合通风较好的卧室。

卧室植物的选择需综合考虑安全性、气味、光照等因素。避免摆放有毒、香气浓烈或易过敏的品种，优先选择小型、低维护且无害的植物，并确保适量摆放以维持空气流通。

健康不走弯路 ❷

——衣

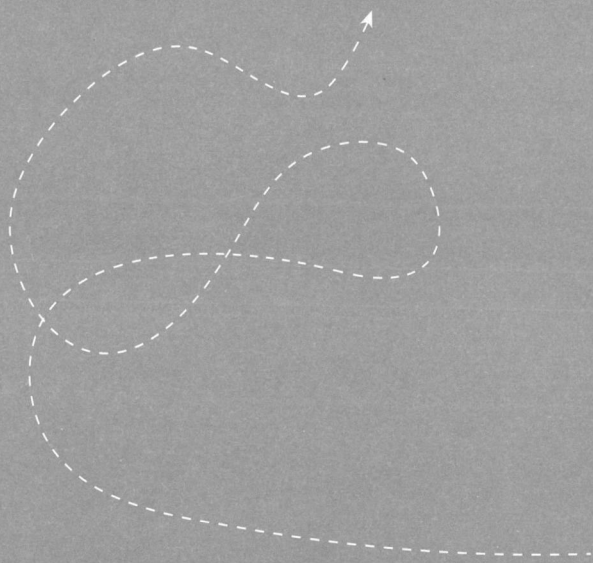

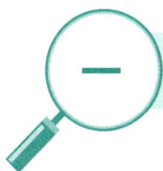

一　如何穿衣更健康

"春捂秋冻"到底应该不应该

季节交替时，我们到底该把自己裹成粽子，还是轻装上阵？老一辈经常说的"春捂秋冻"到底该不该？我们从医学角度，为你解开这个困惑。

1. "春捂秋冻"的医学真相

"春捂"指春天适当保暖，"秋冻"指秋天不要过早添衣。这不是简单的加减衣服，而是让身体在温度变化中建立适应力。就像运动员需要逐步增加训练量，我们的体温调节系统也需要"锻炼"。

春季乍暖还寒时，人体毛细血管仍在"冬眠模式"，突然减衣会导致体表血管应激性收缩，反而降低免疫力。秋季适度寒冷刺激能激活棕色脂肪产热，增强抗寒能力。现代医学发现，当昼夜温差超过 8 摄氏度时，呼吸系统疾病发病率会增加 23%。

"春捂"关键点：15 摄氏度是分界线（气象学"倒春寒"标准），重点保护颈后、腰腹、脚踝三个"生命三角区"。

"秋冻"要诀：以每天降温不超过 5 摄氏度为限，逐步过渡，但老人晨练时需随身携带薄外套。

2. 季节更替的饮食推荐

春季推荐

姜枣茶（生姜 3 片 + 红枣 5 颗煮水）：促进末梢循环，就像给毛细血管做"热身操"。

山药小米粥：黏液蛋白能修复呼吸道黏膜屏障。

菠菜猪肝汤：维生素 A+ 铁组合，给免疫细胞"充电"。

秋季推荐

银耳雪梨羹（加少量陈皮）：天然"润肺膏"，对付秋燥引发的咽痒。

菌菇鸡汤：β - 葡聚糖能激活免疫 T 细胞，增强抵抗力。

黑芝麻核桃糊：脂肪酸帮助皮肤建立保湿防线。

3. 这些情况要特殊对待

不宜"秋冻"人群

糖尿病患者（末梢神经迟钝，易冻伤）。

关节炎患者（寒冷会加重关节滑液黏稠度）。

慢性支气管炎患者（气道反应性增高）。

科学"春捂"技巧

洋葱式穿衣法：纯棉打底 + 开衫 + 防风外套，每层间隔 2 ～ 3 摄氏度调节空间。重点关注锁骨位置温度，如果觉得这个地方有点凉就该添衣了。

在季节交替的时候，经常有人不是热出了热疹，就是冻出了感冒——养生的真谛不在于盲从古训，而在于听懂身体的"温度语言"。记住：所有养生建议都要给个体差异留出弹性空间，就像春天的柳枝既柔软又坚韧。用科学解读传统，用智慧调和冷暖，四季变换就成了身体最好的成长课。

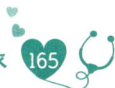

冬天护好头和颈，温差大也不生病

冬天对老年人来说，出门是场"温差挑战赛"。室内外动辄 20 摄氏度的温差，让血管像被反复拉扯的皮筋，稍不留神就可能"崩断"。怎么让身体在这场"温度大战"里稳住阵脚。

为什么护住头颈是重点？头颈是人体最大的"散热器"。头皮每平方厘米有 300 个毛细血管，颈部更是集中了颈动脉、迷走神经等重要"生命线"。当冷风直吹时，这些地方就像开了闸的散热口，体温会以平时 3 倍速度流失。室内外温差超过 15 摄氏度时，身体会启动"应急模式"：肾上腺素飙升、血液黏稠度增加、免疫细胞活性降低。这就像让身体同时经历"过山车"和"马拉松"。

突然的低温刺激会让血管剧烈收缩。温差每增加 1 摄氏度，心血管事件风险上升 2.3%。有数据显示：冬季清晨脑卒中发病率比夏季高 42%。原本就有动脉硬化的老人，可能瞬间引发血压飙升、斑块脱落，增加中风风险。另外对糖友而言，寒冷应激可能让胰岛素抵抗加重，血糖波动如坐过山车。

那该怎么应对呢？出门前预适应：提前 10 分钟在楼道里过渡，避免从 26 摄氏度暖气房直接冲入 -5 摄氏度户外。回家先脱外套在玄关静坐 5 分钟，避免热空气直扑冰冷身体。户外物理防护三件套：抓绒护耳帽（遮住前额）+ 羊绒围巾（盖住后颈）+ 口罩（护住鼻梁）。

记住，适应温差不是硬扛，而是给身体架设"缓冲坡"。当您系好围巾的那一刻，就是在对血管说："别怕，咱们慢慢来。"

"老寒腿"是冻出来的吗

每到阴雨天，有的人膝盖就像天气预报——酸胀、僵硬、隐隐作痛。年轻时总笑老一辈"老寒腿"，如今自己却成了"天气预报员"。这种钻心的凉意，真是年轻时穿裙子冻出来的吗？

1. 老寒腿的真相：你的膝盖在"生锈"

医学上把这种遇冷加重的关节痛称为"膝关节骨关节炎"，就像机器零件用久了会磨损，膝盖里的软骨经过几十年"服役"也逐渐变薄。当软骨磨损到一定程度，骨头直接摩擦就会引发炎症，产生疼痛、肿胀。寒冷就像催化剂，会让已经受损的关节雪上加霜：低温让关节滑液变得黏稠（好比冬天机油变稠），血管收缩导致营养输送受阻，神经末梢对疼痛也更敏感。

有研究数据显示，当环境温度每下降 1 摄氏度，膝关节疼痛指数就会上升 0.3 级。所以寒冷只是诱发因素，根本原因是你已经有了关节炎，受寒时腿疼的感觉会更加明显而已。

2. 膝关节、骨关节炎的日常管理

虽然软骨磨损不可逆，但科学的日常管理能有效延缓进展、减轻疼痛。记住这 6 个核心原则，让膝盖"多用十年"。

运动：选对方式就是"上润滑油"

适合的运动包括：

水中漫步：水的浮力能减少 90% 关节压力（每周 3 次，每次 30 分钟）。

骑自行车：调高车座减少膝盖弯曲度（建议平路骑行，避免爬坡）。

直腿抬高：躺平抬腿至脚跟离地 15 厘米，保持 5 秒，每天 30 次（强化大腿肌肉"天然护膝"）。

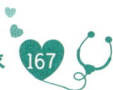

要避坑的运动有：

爬山、爬楼梯（下山时膝盖压力是体重的 3 ～ 5 倍）。

太极拳马步（深蹲加速软骨磨损）。

建立良好的生活习惯

细节决定膝盖寿命。秋冬穿加绒护膝，夏天避免空调直吹。上厕所时尽量用坐便器：减少深蹲对膝盖的压力。尽量少提重物，因为每增加 1 千克重量，膝盖压力增加 3 千克，买菜的时候可以多用手推车，避免一直用手提重物。久坐超过 1 小时要起身活动，防止关节僵硬。

进行体重管理

每减重 1 千克，膝关节负荷减少 4 千克。

给膝盖"请外援"

疼得厉害使用拐杖时，一定要用健康侧的手拄拐，错误用法反而加重负担。鞋子的后跟厚度应在 2 ～ 3 厘米，太薄的平底鞋会加大冲击力，最好选有足弓支撑的款式。

药物与复查

关节疼痛的时候可以用 40 摄氏度左右的热水袋敷膝盖，每天 3 次，每次 15 分钟（注意别烫伤），同时外用药膏。如果感觉疼痛严重需要及时看医生。即使不疼也要每年查 X 射线，对比关节间隙变化。需要警惕的是"神药"陷阱：任何宣称"修复软骨"的口服保健品，都不如规律补充氨糖 + 软骨素（需连续服用 3 ～ 6 个月）。

与其纠结是否冻出老寒腿，不如从现在开始：控制体重就像给关节"减负"，规律运动相当于定期"上润滑油"，从现在开始科学养护，永远不晚。

过敏体质者穿衣须知

衣服天天穿，但在我们天天穿的衣服中，有些可能会引起你的皮肤过敏。那么易过敏的人穿哪些面料的衣服可能会过敏呢？

1. 羊毛

别看羊毛衣物穿起来很漂亮，它却是最常见的导致过敏的面料之一。很多人在穿过羊毛材质的衣服后皮肤会出现起红点、疹子等现象。如果你真的很喜欢羊毛衫，可以在羊毛衫里面加一件衬衫。

2. 涤纶

涤纶是一种很受欢迎的面料，现在很多衣服是用这种面料制成的，但要注意的是涤纶对皮肤会有一定的刺激，有一部分人穿上会产生过敏反应。

3. 氨纶

氨纶是一种弹性较好的合成纤维，所以经常被用来制作贴身衣物，也很容易导致皮肤过敏。

4. 尼龙

虽然尼龙在当下很受欢迎，但它同时也是合成纤维，也可能会引发皮肤过敏。

5. 人造丝

人造丝因为价格上的优势而成了丝绸的替代品，但是它也容易引起皮肤过敏。

另外，新衣一定要洗后再穿，尤其很多服装的染料中含有刺激人体皮肤的化学成分，可能会使某些人产生皮炎。

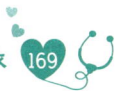

棉质衣服一定比化纤衣服好吗

纯棉与化纤的面料是制作衣服的常见材质。那么棉质衣服与化纤衣服到底有什么区别？我们该如何选择呢？

纯棉面料是以棉花为原料生产出来的，而化纤面料主要是由化学纤维加工而成的，又叫人造纤维。从性能上来说，纯棉面料的吸湿、抗热性较好，穿着比较舒服；化纤面料跟纯棉面料相比，吸湿性较差，舒适性和手感也稍微差一点。纯棉面料我们用手捏一下后会有明显的褶皱，但是化纤面料手捏后一般是没有明显褶皱的，它还不容易变形、起球。

从舒适性方面考虑，纯棉比化纤的衣服穿着更舒适，尤其在选择一些贴身衣物时，应尽量选择天然材质的。从功能方面来说，纯棉的衣服比较吸汗，在一些对服装吸湿性要求比较高的场合可以选择纯棉面料。但如果在大量出汗的情况下，纯棉的衣服不容易干燥，这时候可以选择速干衣。速干衣的面料是 100% 聚酯纤维，特点是能将汗水快速地排到衣服外，并能快速蒸发掉水分，达到速干的效果，有利于保持皮肤清爽。所以说不管是纯棉衣服还是化纤的衣服，都有各自适合的场合，要根据自己的不同需求来选择。

如何有效消除衣服上的静电

在气候比较干燥的城市，尤其是秋冬季，毛衣或者化纤类的衣服起静电会让人苦恼和尴尬。以下这些方法可以有效解决起静电的问题。

1. 选对面料可以有效预防静电

不同的面料起静电的情况也不同。不想让衣服起静电，最直接的方法是选不容易起静电的面料。一般纯棉衣物不容易起静电，化纤成分越多越容易起静电，另外，羊毛含量比较高的衣物也特别容易起静电。所以在选择衣服的时候应该看看面料成分表。

2. 防静电柔顺剂

有一些衣服容易起静电，洗衣服的时候可以放一些防静电的柔顺剂，或者直接在衣服上喷洒专门的防静电喷雾，也可以自己制作一瓶防静电喷雾。制作方法是：用 1 ∶30 的比例混合衣物柔顺剂和水，喷在有静电的衣服上，可以起到防静电的效果（在给高档衣物喷洒前请先咨询厂家）。

3. 选择皮制鞋底的鞋子

橡胶是绝缘材料，当其表面受到摩擦时，处于静止状态的电荷就会积聚而形成静电。由于皮革不像橡胶那么容易积聚电荷，所以皮制的鞋底比橡胶鞋底的鞋子更不容易产生静电。

4. 利用金属去静电

在穿衣服前，用金属衣架在衣服上迅速扫一扫，也可以消除静电，或者找一个金属别针别在衣服内，达到去除静电的效果，同时也可以避免衣服吸附在皮肤上的尴尬。

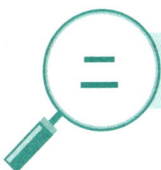

二　如何洗衣更健康

新买的内衣不能马上穿

新买的内衣不要因为它是新的就觉得干净。一件内衣从制作生产到包装运输，最后到你手里，经过了各种不确定的环境。工厂里的加工机器上有化工原料，打包、快递的过程中接触到灰尘、细菌……所以新买来的内衣一定要洗干净后再穿才健康。

内裤你穿对了吗

内裤是我们的贴身衣物，如果穿得不对，疾病就可能缠上你，并且很多妇科疾病跟私处的卫生状况息息相关。还有很多人在清洗内裤的时候，难免会犯一些错误。

第一，脏内裤放在一边，长时间不洗。换下来的内裤放置的时间越久，细菌也就繁殖得越多。内裤隔夜再洗，甚至攒一堆一块儿洗，很容易导致细菌、真菌残留在内裤上，很难清洗干净。

第二，内衣内裤和其他衣物一起洗。这样很容易把其他衣物上的细菌传播到内衣裤上。

第三，重点部位洗的时候不揉搓。有的人觉得才穿了一天的内裤并不是很脏，所以洗的时候就随便揉两把，这样很难将内裤上的细菌、病毒、真菌等清洗干净。

内裤怎么洗才干净

第一，别偷懒，一天换一次内裤，换下来的内裤要当天清洗。第二，内衣内裤跟别的衣服分开洗。最好有一个专门洗内裤的盆，手洗内裤，仔细搓揉重点部位。第三，洗内裤时可以加一点除菌液，如用含有苯扎氯铵成分的除菌液泡一下再洗，可以起到很好的杀菌作用。

内裤怎么晒更健康

内裤不仅在清洗方面要注意，在晾晒方面也要找对方法。

阳光中的紫外线有杀菌、消毒的作用，可以使内裤干得更快，也更干净。但是一直把内裤放在外面暴晒也不好，容易被晒变形。应该先让内裤暴晒 1 小时左右，如果还没干透，可以放到通风的地方，让其自然晾干。

有很多人认为直接暴晒内裤里面能让紫外线给内裤消毒，但是这样也会使内裤更容易沾上灰尘、细菌、微生物等有害物质，穿的时候容易引起过敏，诱发各种皮肤炎症，甚至还可能会引起私处的疾病等。所以贴身内裤不宜把里面翻出来晾晒。

内裤也不要不拧干就直接挂在衣架上。内裤过湿，上面的水一直滴个不停，会延长晒干时间，而潮湿的环境会助长细菌的滋生。所以，尽量把内裤拧干再晾晒。除了要把内裤晾在通风的地方，最好还要再用高温处理一下。可以用熨斗烫一下内裤，或者直接用烘干机把内裤烘干，没有烘干机的也可以用吹风机的热风吹一吹。

内裤不仅要跟其他衣物分开洗，也要跟其他衣物分开晾晒，且不要触碰到其他衣物，避免二次污染。

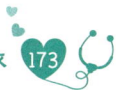

内裤怎么选

内裤最好选纯棉质地的。因为一些化纤材料的内裤透气性不好，尤其是男性，如果穿了不透气的内裤，会使睾丸的温度升高，导致精子质量下降，长此以往会影响性功能或者生育能力。

不要选择太紧的内裤。因为太紧的内裤容易跟尿道口或者肛门反复摩擦，使细菌更容易进入人体，引起妇科或者泌尿系统的感染。

内裤的颜色最好选浅色的，尤其是女性。因为一些异常的分泌物是妇科炎症的表现，深颜色的内裤会让我们不容易分辨分泌物的颜色，错过这些异常表现给我们的提示。

建议一条内裤穿 6 个月就扔掉换新的。

衣服如何清洗和除菌

洗过的衣服，有时候还是会有异味，甚至穿在身上还起疹子、痘痘。你的衣服真的洗干净了吗？

我们平时穿的衣服有肉眼可见的污渍并不可怕，许多看不见的细菌和真菌留存在我们的衣服上，才是需要格外注意的。

那怎么解决呢？第一，内衣内裤一定要跟其他衣服分开洗，避免病毒、细菌的交叉感染。第二，洗衣服的时候除了洗衣液，还可以放一些含有苯扎氯铵成分的除菌液（手洗内衣裤以后，也可以加一点，泡一下）。创可贴中间那个方块儿，里面就含有苯扎氯铵。苯扎氯铵还经常用于手术前的皮肤消毒、手术器械的消毒等，安全性不用担心。

健康不走弯路 ❷

——行

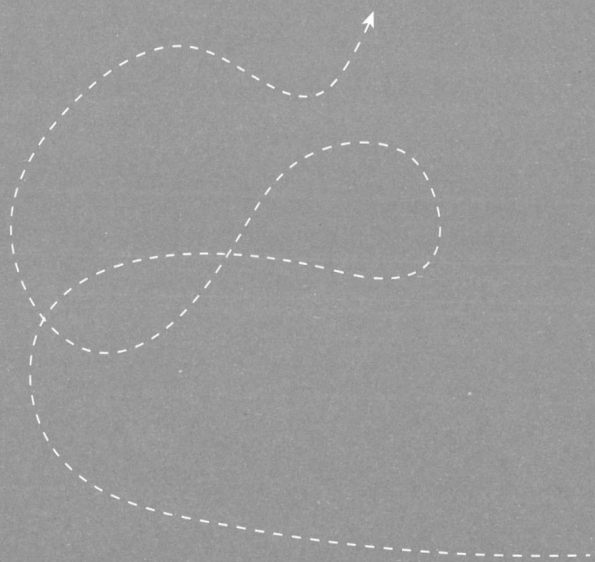

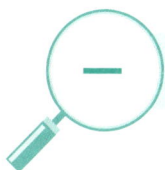

一　小动作，大健康

跑步的好处

跑步是除步行外最方便的运动之一，也是如今最受欢迎的运动之一。它不仅能够强身健体，还能够使我们身心愉悦。

坚持跑步主要有以下益处。

坚持跑步对眼睛有好处。跑步的时候眼睛直视前方，可以起到放松眼睛的作用，避免眼睛过度疲劳。

跑步在增强我们机体抵抗力的同时也有利于加强颈部肌肉的力量，增强颈椎的稳定性，缓解颈部的压力。但需要注意的是，要采取正确的跑步姿势，背部要挺直放松。

长期跑步可加快身体的血液循环，改善新陈代谢，降低血脂和胆固醇，缓解身心疲劳。

跑步可以增强心脏的收缩力，增加机体的最大需氧量。中长跑会加速血液循环，使冠状动脉有足够的血液供给心肌，从而预防各种心脏疾病。但要注意的是，有心脏疾病的人应尽量慢跑，避免给心脏带来过大的压力，造成伤害。

长期跑步可以提高肺部的扩张和收缩能力，从而使肺活量增加，还可以提高肺部的免疫力，减少疾病的发生。

跑步可以有效减脂，降低我们患脂肪肝的风险。

跑步在减脂的同时还可以起到塑造形体的作用。长期跑步可以使我们腰部和臀部的曲线变得更好看。

长期跑步可以减少膝关节炎症，有效降低患关节炎的风险。如果你刚开始跑的时候出现膝盖疼痛的症状，不要害怕，只要你的跑步方式正确，运动强度适中，这种疼痛就可能会慢慢缓解。

经常跑步的人，腿部的肌肉会变得非常结实、健美。但是如果你想要拥有流畅的肌肉线条，跑步前后一定要记得拉伸。

长跑会使人身心愉悦，而情绪好了食欲也会大大增加。跑步还可以改善肠胃功能，增强消化功能，促进营养吸收。

跑步可以说是所有运动的基础。长期跑步可增强全身大部分肌肉力量，可以使这些肌肉不易堆积乳酸。

长期跑步可以让骨骼更健康，增加韧带的柔软度和关节的灵活性，并促进骨重建，增加骨骼的强度、密度，预防骨质疏松。

正确跑步的秘密

很多人都会通过跑步来锻炼身体，但是很多人跑着跑着发现膝盖开始"咯吱咯吱"地响。其实这是你的身体在给你发送信号。

你可能会觉得这是因为跑步跑多了导致的膝关节受伤，的确，有 70% 的跑步损伤属于"过度使用伤"，也就是你过度使用了你的膝盖。这都是因为过度或不正确的跑步方式导致的。但是有医学研究指出，适度的跑步可以增强膝关节周围的肌肉力量，改善关节润滑度，促进软骨健康。比如，适度的应力刺激可以促进软骨细胞的代谢，增加关节液的循环，从而起到保护作用。那到底该怎么跑才

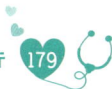

能不伤膝盖，还能对膝盖有好处呢？

1. 膝关节的"求救信号"与"安全信号"

最直观的办法是听声音自检法

合格跑者：脚步声像猫爪触地"沙沙"声。

危险信号：跺脚声像"咚咚"敲木鱼。

原理：哈佛医学院研究发现，触地声每增加 3 分贝，膝关节冲击力上升 12%。

可以继续跑的安全信号

跑后膝盖温热但不发烫。

第二天起床时关节灵活无卡顿。

下蹲时髌骨滑动顺畅如涂了润滑油。

必须停跑的求救信号

按压髌骨边缘有"电击样刺痛"。

夜间睡觉时膝盖"自己会醒"（静息痛）。

上厕所蹲下时需要用手撑地。

2. 防伤膝的三大核心密码

提高步频

参考《小苹果》副歌的节奏，右脚每次踏在节拍上，自然形成小步高频模式。

数据支撑：当步频从每分钟 160 步提升到 180 步，膝盖压力直降 28%。

3. 解锁正确跑姿

对镜侧身跑

找一面全身镜，侧身站在镜子前慢跑（原地跑），观察身体中线是否前倾。

正确姿势：耳朵、肩膀、髋关节、脚踝呈一条垂直线。

4. 错误的跑步姿势

头部前探像"鞠躬"（过度前倾）。颈椎压力是直立时的 3 倍，膝盖被迫"刹车"。挺胸撅臀像"天鹅颈"（过度后仰）。腰椎间盘压力增加 50%，大腿前侧会代偿变粗。

怎么修正

边跑边默念"后脑勺贴墙"（想象背后有堵虚拟墙），这样能自动调整重心。下巴微收，视线看向前方 15 米地面。

5. 单手扶墙跑：臀部才是发动机

单手扶墙（高度与胸口齐平），以慢速原地跑测试，另一只手摸臀部。

正确感受

臀部肌肉像"发酵的面团"逐渐发胀发热，大腿前侧仅有轻微酸感。

姿势错误时的感觉

大腿前侧火辣辣地疼（股四头肌发力）。相当于让"刹车片干引擎的活"，膝盖压力飙升。小腿后侧紧绷（腓肠肌过度发力）。足弓会逐渐塌陷，形成恶性循环。

生物力学原理

臀大肌发力时，髋关节像"液压缓冲器"，能吸收 60% 的地面冲击力。若用大腿前侧主导，冲击力直接传导到膝盖，相当于让脆弱的半月板做"人肉减震"。这也是为什么很多人跑步伤膝盖的原因。

6. 闭眼单腿站：平衡力是隐形护膝

合格标准：20～30 岁，≥45 秒；30～50 岁，≥30 秒；50

岁以上，≥ 20 秒。

危险信号

脚趾抠地（足弓失控）。跑姿会像"踩高跷"，增加崴脚风险。身体大幅度摇晃（核心失能）。跑步时脊柱像"甩动的鞭子"，损伤腰椎。

进阶训练

刷牙时单腿站立（睁眼→闭眼），看电视时在沙发垫上单腿深蹲（激活踝关节稳定肌群）。平衡力每提升 10%，跑步时膝盖受伤风险下降 18%（《运动损伤预防》期刊数据）。

改善摆臂发力

摆臂时手肘向后顶，仿佛要碰到裤兜。前摆手不超过鼻尖，后摆不超腰线。

7. 跑鞋里的"健康密码"

磨损检测法

正常磨损：前掌外侧和后跟内侧轻微磨损。

危险信号：后跟外侧磨穿（膝盖内扣）或前掌中心磨穿（踮脚跑）。

跑鞋寿命计算公式

安全里程数（千米）= 体重（千克）× 30。

（例：70 千克的人单双鞋最多跑 2100 千米）

系鞋带的医学玄机

膝盖曾受伤者：跳过中间两个孔系鞋带（减少髌骨压力）。

足弓高者：采用"平行系法"增强支撑。

终极自测

下次跑步时，试着轻声哼唱《生日快乐歌》，如果能完整唱完不喘气，说明你的配速和心率都在安全区。记住，真正的健康跑是跑完还想跑，而不是跑完想叫救护车。你的膝盖不是一次性餐具，而是需要精心养护的传家宝——毕竟几十年后，你还要用它蹲着给孙子搭积木呢。

怎么保护你的膝盖

早晨起床膝盖像生了锈，爬个楼梯关节咯吱响，广场舞跳到一半膝盖突然发酸……这些场景您是否正在经历？我们的膝盖就像用了 40 年的自行车链条，表面锈迹斑斑，润滑油也快耗尽。但别急着认命，告诉您怎么让您的膝盖重获新生。

1. 膝盖老化的真相

膝盖内部藏着三件"宝贝"：软骨（像轮胎橡胶的缓冲垫）、滑液（天然的润滑油）、半月板（弹簧一样的减震器）。40 岁后，软骨每年以 0.1 毫米速度变薄，滑液分泌量减少 30%，氨糖合成能力下降 50%。这些变化就像老房子的承重墙被掏空，稍不注意就会引发疼痛警报。

2. 当出现以下症状要警惕

晨僵超过 15 分钟（像生锈的门轴）。

上下楼膝盖打软（像没电的玩具）。

久坐站起时关节卡顿（像缺油的齿轮）。

夜间隐痛影响睡眠（像定时闹钟）。

3. 护膝三部曲

科学运动：给膝盖"加油"

优选游泳（水的浮力能减轻 60% 体重负荷）。

平地骑车（坐垫调至腿微弯位置）。

靠墙静蹲（后背贴墙，膝盖不超过脚尖）。

直腿抬高（躺平抬腿保持 5 秒）。

避雷动作：爬山、跳绳、低马步。

营养加油站

氨糖补充：每天吃 10 只基围虾（连壳嚼）或 2 个鸡爪。

胶原蛋白：每周 3 次猪蹄黄豆汤或牛蹄筋炖萝卜等。

ω–3 脂肪酸：三文鱼（每周 2 次）、核桃（每天 3 颗）。

补钙组合：300 毫升牛奶 +250 克芥蓝 +1 盒内酯豆腐。

维生素 D：每天晒太阳 20 分钟 +1 个溏心蛋。

生活细节防护

体重管理：每减重 500 克，膝盖压力减少 2000 克。

巧用工具：买菜用带轮购物车，久坐配脚踏凳。

保暖妙招：冬天穿发热护膝，夏天避开空调直吹。

选鞋秘诀：鞋底前 1/3 可弯曲，后跟杯要硬挺。

膝盖保养要像存养老金——越早开始，晚年越轻松。从今天起，每天给膝盖"存"点健康，让"夕阳红"的脚步走得更稳更远。

这些运动正在伤害你的膝盖

我们的膝盖就像汽车的减震器，每天都在默默承受着"生命不能承受之重"。哪些运动正在悄悄伤害你的膝盖，以及如何科学养护这个"人体轴承"？

1. 膝盖的求救信号

当你在山路上突然膝盖发软，当上下楼梯时关节发出咯吱声，

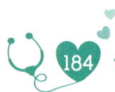

当久坐起身时感到僵硬疼痛——这些都是膝盖发出的求救信号。医学研究显示，下山时膝盖承受的压力是体重的 3 ～ 5 倍，这就是为什么很多登山爱好者会出现"下山腿软"的现象。

2. 这些运动正在伤害你的膝盖

跑跳类运动：篮球、羽毛球等需要频繁急停急转的运动，就像让膝盖在短时间内反复经历"急刹车"。半月板这个软骨垫片，每年要承受上万次的冲击摩擦。

深蹲 / 爬楼梯：保持屈膝姿势时，髌骨承受的压力会暴增到体重的 7 倍。很多健身爱好者热衷于靠墙静蹲，如果姿势不当反而会成为"膝盖杀手"。

长时间屈膝：太极拳的低架动作、广场舞的深蹲动作，这些看似温和的运动，持续 30 分钟以上的屈膝状态会让关节滑液分泌减少，加速软骨磨损。

3. 给膝盖穿上"金钟罩"

运动防护三原则：

运动前 10 分钟动态热身，就像给关节涂润滑剂。

强化股四头肌和腘绳肌，给膝盖打造"人体护膝"。

控制运动量，记住"运动后 48 小时原则"：如果运动后两天膝盖仍感不适，就要调整强度。

4. 科学运动的注意事项

推荐尝试游泳、骑自行车、椭圆机等对膝盖友好的运动。如果已经出现持续疼痛，建议及时就医检查，早期发现半月板损伤或软骨磨损，通过 PRP 注射等现代医疗手段可以有效修复。

膝盖的寿命就是人的运动寿命。记住，养护膝盖不是老年人的专利，从现在开始，给你的膝盖加点"润滑油"。下次爬山前，不

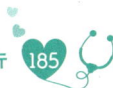

妨先做几组靠墙静蹲，让肌肉为关节撑起保护伞。健康生活，从护膝开始！

散步的好处

散步是很多人缓解压力和锻炼身体的方法。那么散步具体有哪些好处呢？

散步能够增强心脏功能。

散步能改善人体血液循环和新陈代谢，同时也可以增强血管的韧性。

散步能够有效减脂，起到塑造形体的作用。

散步能减少血凝块的形成，减少心肌梗死的发生概率。

散步可以有效预防三高。

散步能减少动脉血管疾病的发生，并减少肾上腺素的产生。

散步可以有效预防近视，保护视力，缓解眼睛疲劳，因为步行的时候眼睛处于放松状态。

散步可以舒缓心情，缓解焦灼、急躁、抑郁，使我们身心愉悦。

散步是有氧运动，对肺部和呼吸系统有好处，可以加快呼吸速率，增大肺活量。

散步可以促进胃肠蠕动，帮助消化。

散步可以促进新陈代谢。

散步能降低患糖尿病和心血管疾病的风险。

散步的时间。散步的时间最好选择晚餐后的20～30分钟之后，如果饭后直接散步会影响食物在胃中的消化，并且散步时间尽量不要选择早上。

散步的速度。散步的速度不要过快或者过慢。过慢的话，运动效果会比较差；过快的话，会对身体产生一定的压力。患有冠心病的人，散步的时候一定不要过快，最好慢慢行走，并且在散步的时候留意一下心率，避免引发心绞痛。

散步的地点。散步的地点最好选择空旷、平缓且环境好的地方。

跳广场舞的好处

你家小区里是否也有越来越多的人开始跳广场舞了？随着社会的发展，跳广场舞逐渐成了中老年朋友喜爱的健身方式，其好处也是显而易见的。

跳广场舞能减肥、塑形，尤其对一些较胖的中老年人，广场舞可以帮助他们有效控制体重。

跳广场舞可以提高睡眠质量，令人精神振奋，充满活力；它还可以增强我们的记忆力，延缓记忆衰退，使学习和工作更有效率。

广场舞属于一种有氧运动，可以提高我们的心肺功能，促进机体代谢，提高身体的协调性。

广场舞是群体活动，能培养合作精神，也可以给我们提供一些与朋友一起分享乐趣的机会。

脚后跟疼怎么办

你有没有过早上起来一下床脚后跟就疼？足底筋膜炎，也叫跟痛症，就会有这种症状。很多人以为这是风湿或者骨刺引起的，其实都不是，大部分还是跟体重过大、过于劳累、运动量太大有关，还有 O 形腿、扁平足也容易导致这样的情况。

万一有这个情况怎么办呢？今天教大家三个小方法来缓解。第一个，脚趾做抓握的动作，使劲伸、握、伸、握，每组做 30 下，每天做 2 ～ 3 组。这对足底筋膜有一个缓解的作用。第二个，面墙而立，双手扶墙，有足底筋膜炎的那条腿后伸，另一条腿前屈，双腿呈弓箭步拉伸后腿足底筋膜。练习的时候保持这一姿势半分钟，然后放松，每天至少做 3 组，30 下为一组。第三个，找一个硬而圆的东西，然后脚压在上面来回滚动，对足底的筋膜进行按摩。

这些方法你坚持一段时间后，大部分症状也就缓解了。如果实在好不了的话，还得去医院找医生。

胳膊肘疼痛怎么缓解

有朋友说："我这网球肘的胳膊肘又疼了，现在不敢抓物，得去打个封闭。"网球肘，也叫肱骨外上髁炎。教你几个康复动作先试一试。

把胳膊伸直，然后肩关节往内旋，使劲往内旋，同时，前臂也往内旋转。旋转到不能再旋转了，然后手使劲往上钩。

这样可以缓解肘部的压力，起到一个很好的治疗作用。每次坚持 5 ～ 10 秒钟就行，1 个小时做 1 次。也可以拿一条毛巾，两手伸直以后，用力地旋转拧毛巾，再反方向拧毛巾。这个动作也可以缓解肘部的压力，让损伤减轻。

重点是要注意休息，不要再做让胳膊肘疼痛的动作。很多人得了网球肘以后去做按摩，其实这是有风险的。因为按摩可能会让局部的损伤加重。

肩膀疼怎么办

你的肩膀是否被"冻"住了？

早晨起床，穿内衣时手抬不起来；晾衣服时肩膀像被针扎一样疼；想抱孩子却连胳膊都举不过胸口……这些场景可能是肩周炎患者最熟悉的日常。这种病不致命，却像一块粘在肩膀上的牛皮糖，让人坐立不安、夜不能寐。如何科学"解冻"这块被粘住的肩膀呢？

1. 肩周炎到底是什么

肩周炎有个更形象的别名——"冻结肩"。想象一下，你的肩关节被倒了一瓶胶水，关节囊逐渐粘连、变厚，原本灵活的肩膀像被冻住一样僵硬。医学上分为两类：

原发性肩周炎：像突然停电的冰箱，找不到明确诱因（占70%），更年期女性尤为高发。

继发性肩周炎：多由肩袖损伤、骨折后长期不敢活动导致，好比受伤后给肩膀打了层"石膏"。

2. 为什么偏偏盯上你

40 ～ 60 岁的人是肩周炎的高发人群，占患者的 70%。女性患病率是男性的 3 倍，糖尿病患者患病风险增加 5 倍。背后的原因：

激素：女性更年期雌激素断崖式下降，关节滑液分泌减少，就像机器少了润滑油。

炎症：关节囊慢性炎症导致纤维化，相当于关节表面结了一层疤。

行为：长期伏案、含胸驼背，让肩膀肌肉长期"996 加班"。

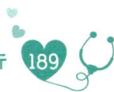

3. 科学应对三步走

第一步：急性期——止痛是硬道理

当肩膀红、肿、热、痛时，记住"三要三不要"。

要吃药：布洛芬等消炎止痛药（遵医嘱）。

要热敷：40 摄氏度热毛巾或者盐袋子每天热敷 3 次，每次 15 分钟。

要休息：避免提重物、大幅度甩肩。

不要贴膏药：可能加重皮肤刺激。

不要推拿：盲目掰扯可能撕裂粘连组织。

不要硬扛：持续疼痛超 2 周务必就医。

第二步：解冻期——忍痛也要动起来

疼痛缓解后进入黄金恢复期（病程 3 ～ 12 个月），推荐 4 个居家康复动作。

钟摆运动：弯腰让患臂自然下垂，画圈（直径 30 厘米）5 分钟 / 次。

门框拉伸：手扶门框，身体前倾至有牵拉感，保持 30 秒。

毛巾操：双手背后抓毛巾，健侧手缓慢上提。

爬墙训练：手指贴墙"走路"，每天比前一天高 1 厘米。

辅助治疗也可以配合进行。

物理治疗：超声波（给关节做 SPA）、中频电疗（人工按摩师）。

冲击波治疗：适合顽固性疼痛，相当于用声波"震碎"粘连。

第三步：营养助攻

推荐 5 类抗炎修复食物。

深海鱼：三文鱼 / 沙丁鱼（每周 2 次），富含 ω–3 脂肪酸对抗炎症。

深色蔬菜：菠菜、紫甘蓝（每天 1 拳量），花青素修复受损细胞。

优质蛋白：鸡蛋＋牛奶（每天 1 ～ 2 个蛋 +300 毫升奶），提供胶原蛋白原料。

发酵豆制品：纳豆、味噌（每周 3 次），大豆异黄酮调节激素。

黄金搭档：生姜＋黑胡椒（炒菜加 1 拇指节大小的姜），姜黄素吸收率提升 20 倍。

肩周炎就像一场长达数月的冬眠，但请记住：每一次规范的锻炼都是在给关节"破冰"，每一口营养的食物都在为修复供能。或许明天起床时，你会发现手指能触到更高一格的衣架——这就是身体给你的最好回应。

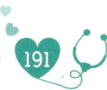

二 户外安全与急救

为什么你招蚊子

你知道吗？蚊子最爱一身汗臭味的你。你身体汗液挥发出的味道，是蚊子非常喜欢的。想要避免夏天被蚊子咬，要勤洗澡，尤其运动、出汗后要尽快清洗。

蚊子还喜欢胖乎乎的你，因为胖人体内的脂肪比较多，所以散发出来的热量会比瘦人多很多，蚊子对温度十分敏感，所以一旦周围的温度发生变化它马上就会感应到，这也是胖人容易被叮的原因。所以，不想被蚊子咬，你也要考虑一下减肥了。

蚊子还喜欢化妆的你，因为很多化妆品的味道对蚊子的诱惑力都非同寻常，如含有硬脂酸的香水或带有花香味的护肤品等，涂抹上这些之后被蚊子叮咬的概率会大大增加。当然，也有一些气味是蚊子讨厌的，如月桂叶、柠檬草油、大蒜等，如果你不介意可以试试这些味道的化妆品。

蚊子还喜欢穿深色衣服的你。因为大多数蚊子比较喜欢光线弱的环境，而黑色衣服反射的光线是比较弱的，这跟蚊子的生活环境比较吻合，也就导致了穿深色衣服的你让它非常有安全感。所以想让蚊子离你远一点，夏天可以选择白色的或者浅颜色的衣服。

除了以上这几种蚊子偏爱的类型，蚊子也可能会无差别地对待你，那我们可以用一些驱蚊产品来防止被咬：比如，家里室内可以用电热蚊香液（片）；在室外空气流通的场所，可以用盘式蚊香；需要短期杀灭大量蚊虫的，可选用杀虫剂；外出游玩，可随身携带驱蚊液；有婴幼儿和孕妇的家庭，首选的还是物理驱蚊，如蚊帐和电蚊拍等。记住了，选择驱蚊产品的时候，选含有避蚊胺、驱蚊酯、柠檬桉叶油、派卡瑞丁，有这些成分的会比较有效，驱蚊成分在 10% 以下，相对来说更安全。

蚊虫叮咬后的快速止痒小妙招

夏天被蚊子咬了以后，很痒很难受。教你几个止痒小妙招。

被蚊子咬了，第一个办法：用肥皂蘸水，涂抹在被咬的部位，很快就能止痒。第二个办法：将食用碱加水和开以后，抹在又肿又痒的部位，很快就能止痒。因为被蚊子咬的地方，会有一些酸性的物质产生，我们用碱来中和它，很快就能起效。记住要用食用碱不是小苏打。第三个办法：用芦荟叶的汁液止痒。可切一小片芦荟叶，洗干净后掰开，在蚊子叮咬引起的红肿处涂擦几下，就能消肿止痒。另外，用万金油和盐来涂抹被叮咬处，可让局部麻醉并舒缓神经，减轻痒的感觉。

如果蚊子咬的包发红发热肿胀，摸起来硬硬的，很痒，可以用 0.05% 地奈德或者 0.1% 的丁酸氢化可的松薄薄涂一层（一般 1 ～ 2 次 / 天）。

如果症状比较重，是直径＞ 2 厘米的大包，明显的痒甚至是疼了，可以用 0.1% 糠酸莫米松软膏薄薄涂一层（1 次 / 天）。注意不

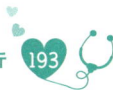

要使劲去挠它，如果抓破了会容易造成感染，还要做消毒消炎等进一步的处理。

夏季被蚊虫叮咬让人很痛苦，所以平时外出尤其是去野外潮湿的地方时，要做好防护，尽量减少皮肤暴露。最好随身携带驱蚊喷雾，尤其是要带小孩儿外出时。小朋友要是被咬了，好几天可能都消不了肿，所以更要做好防护。

被蜜蜂蜇伤怎么办

不少人都有过被蜜蜂蜇伤的经历。蜂毒含有组胺、透明质酸酶以及磷脂酶等，可导致人体出现过敏反应。被蜜蜂蜇伤以后，局部会出现明显的疼痛、灼热感，然后很快便会出现红肿，偶尔还会发生组织坏死。人如果被较多的蜜蜂蜇伤，还可能发生身体大面积肿胀，少数人会出现恶心、呕吐、畏寒、发热等全身症状。如果不幸被蜜蜂蜇伤了，可以按照以下方法来处理。

第一，立刻用无菌的针头挑出蜂刺或用镊子拔出蜂刺，如果自己不好操作，可以去医院寻找专业医护人员。

第二，因为大部分蜜蜂的毒液呈酸性，所以如果患者被蜇伤的面积比较小，在家里可以用肥皂水等呈弱碱性的溶液冲洗。一般情况下，伤处的红肿处理完毕，经数小时即可自行消退，无须进行过多治疗。

第三，如果患者被蜇部位有较为严重的红、肿、热、痛，甚至伴有化脓，或者出现发热、恶心、呕吐、头晕、胸闷、红疹、大小便失禁等症状，可能是发生了严重过敏反应，这时应该尽快到最近的正规医院进行处理，以免出现过敏性休克。

蚊虫飞进耳朵怎么办

蚊虫有没有飞进过你的耳朵？千万别用手去掏，小心它往里面钻，伤害鼓膜。

那该怎么办呢？

首先不要紧张，我们可以将浓度为 75% 的医用酒精滴进耳道，把蚊虫溺死。如果没有酒精，用食用油也行。把油滴到耳朵里 2～3 分钟，等虫子溺死，然后把头一歪，蚊虫就可能随着油流出来了。但如果是大的虫卡在耳道，不容易出来，就得去医院了。还有一个方法是拿手电筒照耳朵，把虫引出来。但这个得分情况，比如说飞蛾、蚊子喜欢光，它看见光能飞出来，但如果是蟑螂，它怕光，有可能钻得更深。

被蜱虫咬了别乱拔

我国每年超过 1 万人会感染蜱传疾病，其中约 3% 可能发展为致命的重症。今天我们就来聊聊，这个不起眼的小虫子，为何让医生如临大敌。

1. 被蜱虫咬后的危险信号

蜱虫不是普通的虫子，它的口器像倒钩，扎进皮肤后能分泌麻醉剂，让人毫无察觉。更可怕的是，它携带的病原体多达 217 种（中国疾控中心 2022 年数据），包括莱姆病、发热伴血小板减少综合征等致命疾病。被叮咬后，约 15% 的人会在 3～30 天内皮肤出现"牛眼状"环形红斑、持续低热、关节疼痛等症状，这就是危险的感染信号。

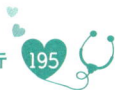

2. 错误的处置方法

"用酒精闷死它""抹风油精"这种看似"温和"的处理方式，实则暗藏致命风险。

为什么酒精浸泡是危险操作？因为当酒精刺激虫体时，它会因应激反应疯狂分泌唾液和消化液。这些液体中携带的森林脑炎病毒、伯氏疏螺旋体等病原体，会像高压水枪般直接注入人体。2021年《中华急诊医学杂志》研究显示，使用酒精、风油精等刺激性物质处理的叮咬者，发热伴血小板减少综合征发病率比规范处理者高4.2倍。蜱虫没有"主动松口"的生物特性，所谓"泡酒精让虫体自行退出"不可行。

3. 真正有效的处理办法

去药店购买医用级尖头镊（如3M贴膜镊），保持镊子与皮肤垂直，像夹睫毛般精准夹住虫体根部，匀速上提，切忌旋转摇晃！配合75%医用酒精消毒。若虫体断裂，用消毒针头挑除残留口器。然后将完整虫体放入密封袋，标注叮咬时间地点，送疾控中心鉴定虫种。

若已错误使用酒精怎么办？

请立即用碘伏擦拭叮咬处，避免揉搓。

记录接触时间，观察30天内是否出现环形红斑、头痛发热等症状。

携带虫体到感染科就诊，必要时可在医生的指导下预防性服用多西环素（成人单次200毫克）或阿莫西林（儿童）。

记住，出现发热、肌肉酸痛要立即就医。及时就诊的患者98%能完全康复。

户外活动前，可在裤脚喷洒含避蚊胺（DEET ≥ 20%）的驱虫喷雾。若发现蜱虫已钻入皮肤过半，别犹豫——立刻去医院让医生用专业器械处理。记住，对待这个"毒钉子"，冷静比急救知识更重要。

中暑了这样喝藿香正气水是错的

一提到中暑很多人都会想到藿香正气水，但是藿香正气水大致分两种，不是中暑万能药，有种藿香正气水乱服用还可能加重中暑症状。

有些中暑主要是因为在高温环境下造成的身体脱水、电解质丢失、散热障碍等问题。所以马上脱离高温环境，然后降温并补充水分和电解质是比较有效的方法。但是经典的藿香正气水里面，含有40%～50%的酒精，酒精会加重脱水，让中暑加重。所以这种含酒精的藿香正气水不适用于治疗中暑，也不能预防中暑。除非是空调吹多了，引起的恶心、头晕、乏力、不出汗、口也不渴，这种情况下，可以用这种含酒精的藿香正气水。

正是因为这种藿香正气水里面含有较大比例的酒精，所以年龄特别小的儿童、老年人、孕妇，以及对酒精过敏的人群是不适合喝的，并且绝对不能跟以下这些药同时服用，严重的可能会有生命危险！

既然含有酒精，那就绝对不能跟头孢同时服用。我们都知道"头孢就酒说走就走"。你看它的说明书上也明确写了，除了头孢类的，还有甲硝唑、替硝唑、酮康唑、呋喃唑酮等药都不能联合使用，不然会出现双硫仑样反应，也就是会出现头痛、恶心、呕吐等症状，严重的可能会有胸闷、胸痛、呼吸困难、休克等。

一定要记得，喝了藿香正气水不能开车，也不要从事高空作业、操作一些精密仪器等活动。所以藿香正气水虽好，可不是万能药。一定要在医生的指导下，对症使用。

有些中暑会要命——热射病

中暑这事可大可小，有些中暑，真是会要人命的！那就是热射病。简单来说热射病属于中暑中非常严重的情况。所以，很多人觉得夏天出出汗有好处，但也一定要有个限度！

1.如何判断是否中暑

一般会出现头晕、头痛、恶心、呕吐、乏力、面色潮红、大量出汗等这些症状。

但热射病呢，除了具有普通中暑的这些症状，一般体温会超过40摄氏度，皮肤灼热，出现惊厥、昏迷、局部肌肉痉挛、心动过速、呼吸困难等表现，一旦发生，死亡率很高。

判断是普通中暑还是热射病最简单的方法：就是看这个人是否还有意识，或者意识是否越来越差。而普通中暑患者一般不会丧失意识。

2.如何预防中暑

高温天气，还是尽量减少外出，尤其是老年人、儿童和有慢性病的。需要长期在室外劳动，如环卫工人、建筑工人、送快递和外卖的人员，或长时间待在高温封闭空间的人，最好事先准备一些盐水、冰块、防暑药物等。

高温环境下，一旦出现上述症状，千万不要硬撑，牢记以下这4点。

迅速离开高温环境，转移到阴凉通风处。

及时补充淡盐水。需要注意的是，一次不建议饮用太多，比如

300 毫升的杯子，一次喝一杯就可以，用少量多次的饮水方法，切忌狂饮。

人工散热，尽快脱下衣物，用湿毛巾冷敷，严重的可以泡在冷水或冰水里。

出现头晕、恶心、体温高达 40 摄氏度时，应尽快拨打"120"，及时送医治疗。

急救方法不对会要命

这些错误的急救方法，会要命！赶紧改过来。

误区一，皮肤外伤用红药水或紫药水

红药水又叫红汞，含有汞离子，杀菌效果一般，对细菌芽孢无效。红汞和碘一起使用会生成有毒的碘化汞，所以红药水和碘酒、碘伏不能一起使用，量大的话还会引起汞中毒，不安全。

我们处理皮肤伤口时，应首选碘伏，它刺激性小，小孩子也能用。

误区二，心肌梗死发作，拍胳膊能急救

这是错的啊！心肌梗死，是心脏的供血血管出了问题，而血栓长在心脏的血管里，想通过拍胳膊消除血栓，这不是拿生命开玩笑吗？如果有人突发胸闷、胸痛、大汗淋漓，应帮助他就地躺下，不要乱动，拨打 120，等待救援。

误区三，鱼刺卡喉，用海姆立克急救法

很多人容易把鱼刺卡喉和异物卡喉混淆，误用海姆立克急救法。海姆立克急救法是异物卡喉的急救方法，如果用错了，不但取不出鱼刺，还可能损伤我们的器官。遇到鱼刺卡喉，先试试咳嗽，如果不行，就去医院。还有，别喝醋或吞饭，这些都是错的。

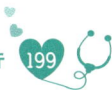

误区四，癫痫发作，嘴里塞东西可以防止咬舌头

在癫痫发作时千万别往患者嘴里塞任何东西，这样做有可能会损伤他的舌头和牙齿，严重的话，还可能导致东西被咬断引起窒息。

误区五，给溺水者"控水"

给溺水者"控水"，这是错的。正确的操作是：先判断溺水者心跳是否停止，心跳如果停止了就需要马上进行心肺复苏。如果先控水会耽误心肺复苏时间，降低抢救成功率。

鱼刺卡喉，千万别喝醋、吃馒头

被鱼刺卡喉了怎么办？赶紧吃口馒头或者喝口醋？这是错误的做法。

被鱼刺卡喉了以后，正确的做法应该是轻咳，尝试用气流把鱼刺推出来。一般的小鱼刺这样就能咳出来了。咳不出来怎么办呢？可以让家人或朋友拿筷子或勺子压住被鱼刺卡喉者的舌根看看扁桃体窝和舌根。很大一部分鱼刺卡喉病例中，鱼刺会卡在那里。看见以后用筷子或者拿镊子把鱼刺夹出来。这是正确的做法。

如果你咽下鱼刺以后，发现脖子或者胸腔这个地方特别疼，但是又看不见，这个时候千万不要自己处理，应赶紧去医院。如果拿馒头什么的往下咽的话，就很可能会推动鱼刺下行，使其卡在食管的狭窄部位。这会造成两个后果。第一，鱼刺有可能刺破食管，造成纵隔的感染，引起严重后果。第二，鱼刺有可能刺入主动脉弓的平齐部位。那个地方如果刺破了，人是会有生命危险的。

所以千万不要小看鱼刺。一旦被鱼刺卡喉了，第一轻咳，第二找人看，看不见就赶快去医院。

中毒的相关知识须知

1. 中毒的表现

头晕、出汗、恶心、呕吐、胸闷、腹痛、腹泻、昏迷等，都可能是急性中毒的常见表现，有些中毒还有自己的独特表现：

昏迷伴有口唇红润——可能是急性一氧化碳、氰化物中毒。

昏迷伴有皮肤及口唇青紫——可能是亚硝酸盐、亚甲蓝（美蓝）中毒。

昏迷伴有双侧瞳孔缩小——可能是阿片类药物、海洛因类毒品、有机磷农药、毒蘑菇、某些安眠药中毒。

昏迷伴有双侧瞳孔扩大——可能是肉毒杆菌、阿托品类药物、氰化物中毒（瞳孔先缩小后散大）。

出现流泪、流鼻涕、流口水现象——可能是有机磷农药中毒。

呼吸有异常气味。大蒜气味——可能是有机磷中毒；苦杏仁味——可能是氰化物中毒；酒味——可能是酒精中毒。

持续的剧烈抽搐——可能是毒鼠强、氟乙酰胺中毒。

2. 处理方法

食物中毒

首先应立即停止继续进食，可以用手指或者筷子等物刺激舌根催吐，还可以大量饮用温开水来催吐。

如果在催吐的过程中出现了呕吐咖啡样物或者鲜血，要立即停止催吐。

如果吐血症状比较重，腹痛比较明显，甚至出现了脱水、休克、昏迷等症状，要立即前往专业的医疗机构进行治疗。

误服农药中毒

立即拨打"120"，迅速将患者转移到空气新鲜的地方，并脱去

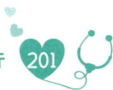

被污染的衣帽、鞋袜等，用温水或肥皂水充分冲洗被污染的皮肤、头面部等，并为身体保暖。禁用热水或酒精冲洗，以免血管扩张增加毒物的吸收。

酒精中毒

急性酒精中毒的患者在护理时要注意防止呕吐物误吸，避免呼吸道阻塞窒息。如果患者还能喝水，应给患者喝些糖水，加速酒精代谢，有助于尽快醒酒。如果患者不省人事，应尽快送医院急救，避免引发严重后果。慢性酒精中毒患者，则需要戒酒，减轻酒精带来的伤害。

煤气或一氧化碳中毒

开窗通风，立即拨打120，并迅速将患者转移到空气新鲜的地方。

烧烫伤怎么正确处理

我国每天约有2600万人发生不同程度的烧烫伤，其中约1/3为儿童，高发年龄为0～5岁。8%的伤者有毁容甚至终身残疾的可能，而且85%以上的儿童是在有家人看护的情况下受伤的。

烧烫伤的正确急救五字口诀是：冲、脱、泡、盖、送。

第一步：冲

立即用缓慢流动的冷水冲15～30分钟，达到快速降温的目的。

第二步：脱

小心除去衣物或用剪刀剪开衣物，不要弄破伤处的水疱。

第三步：泡

继续将伤处浸泡在冷水中15～30分钟，但小孩和老人浸泡时间不宜过长。

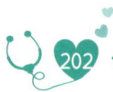

冲 脱 泡 盖 送

冲 用 15 ~ 20 摄氏度流动冷水冲 15 ~ 30 分钟，直到刺痛火辣的感觉改善。

脱 充分泡湿后小心除去衣物，尽量避免将水疱弄破；必要时可用剪刀剪衣物，保留粘住皮肤的部分。

泡 继续将伤处浸泡于 15 ~ 20 摄氏度冷水中 15 分钟，可减轻疼痛及稳定情绪。

盖 用干净的毛巾、布单或纱布覆盖伤口，不要任意涂抹外用药物或使用民间偏方处理。

送 除极小且极浅（一度烫伤）的烫伤外，最好前往临近医院做进一步处理。

第四步：盖

用干净的毛巾或纱布等覆盖伤口，不可涂抹任何药物或用偏方处理。

第五步：送

除程度较轻的伤外，伤者应前往医院烧伤科做进一步处理。

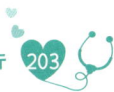

如何预防烧烫伤害

远离热源：让孩子远离热饮、热液、暖水瓶、电源、汤锅、插座、消毒液等，危险品要放在孩子够不着的地方。

家里的电源电器要定期检查维修，避免引起意外事故。

吃火锅时要看护好孩子，用自助酒精加热火锅时要确保孩子远离火源。安全意识不能丢。

夏季使用花露水驱蚊时要远离热源。

有小孩的家庭尽量不要在桌上铺桌布，蹒跚学步的孩子最容易拉桌布造成热饮浇在身上。

刘医生有话说

1.万一发生烧烫伤，第一时间就要用凉水冲！

2.如果当时条件不允许，用瓶装矿泉水冲也可以。

3.户外烧烤时如果衣服不慎被点燃，记住：停！躺！滚！然后就近寻找水源冲泡伤处，快速降低烫伤温度。

4.民间偏方不靠谱。抹牙膏、酱油、香油、面粉等都是错误的，因为都会加速热量下沉，加深烫伤程度，而且会为医生做伤口清理增加麻烦，造成皮肤二次伤害。

5.处理烧烫伤，要点是冲、脱、泡、盖、送。

遇到暴雨、洪水，如何做好个人防护

近些年，暴雨、水灾的新闻每每成为热议的焦点。假如有一天真的遇到洪涝灾害，下面五个知识点一定能帮上忙！

第一，如果居住的房子地势较低，有水漫进房间，记得第一时间一定要切断电源，防止触电的发生，同时人员往地势更高的地方转移。

第二，发生洪涝灾害的时候尽量不要喝自来水，因为此时自来水可能会受到污染，有条件的尽量选择瓶装水。如果只能喝自来水的话，应确保烧开再喝。

第三，非必要不出门，出门也不要穿拖鞋或者一些不跟脚的鞋，否则不但很容易滑倒，水里的杂质也容易把脚划伤，要尽量穿防滑的运动鞋或雨靴。

第四，外出回来以后要及时消毒、清洁，因为路面淤积的污水里面可能有各种动物的尸体，藏着各种各样的细菌，这也是有洪涝灾害的时候往往容易出现聚集性疾病、传染病的原因。

第五，做好防护措施，避免蚊虫叮咬。洪涝灾害期间，蚊虫也是传播细菌的重要途径。

别蹚雨水了，小心皮肤病找上门

洪水过去，就安全了吗？你想得太简单了！真正的挑战其实刚刚开始，因为洪水过后卫生条件往往比较差，不管是饮用水，还是日常用水，卫生都得不到保障。尤其是孩子，特别喜欢蹚雨水玩，这样很容易引起一些皮肤病。看着地上的水很清，但是积水里面有地上、地下管网中的各种脏东西，有大量的致病细菌、病毒、真菌等。比如说接触性皮炎，可能是接触了强酸、强碱或者是有毒物质。比较严重的会出现水疱，大疱或破溃，千万别挠！得赶紧去医

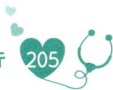

院治疗。

那如果蹚了雨水怎么办？回家后，可以用生理盐水冲洗浸泡蹚过水的部位 15～20 分钟，再用清水洗干净然后擦干。如果接触过雨水的皮肤本来有破口，要先用碘伏消毒，然后在有伤口的地方涂上抗生素药膏。

还有，不只是蹚水，被洪水接触过的食物也不要吃，不要用这样的水漱口、洗菜等。当然我们喝的水更要注意卫生，不要喝生水，要喝烧开的水或者符合卫生标准的瓶装水、桶装水。餐具如果被洪水浸泡过，也要消毒。用开水煮沸 15 分钟以上就可以起到消毒的效果。如果家里的家具等物品被洪水泡了，先把那些泥、污垢清理掉，然后用有效氯 500 毫克/升的含氯消毒剂冲洗、擦拭或浸泡，停留 30 分钟后，再用清水擦拭干净。

清理垃圾的时候也一定要注意！能戴手套就戴手套，用清水勤洗手，尤其是饭前和便后，避免病从口入。

发现有人触电后，如何施救

在每年的触电死亡案例中，其中 30% 的死亡发生在施救不当的二次触电中。电流就像脱缰的野马，我们要学会既不被它伤到，又能拉住缰绳。

1. 电流如何成为"隐形杀手"

当 220 伏家用电穿透身体，相当于每秒钟有万亿个带电粒子在体内横冲直撞。它们会打乱心脏跳动的节奏，让心肌像失控的鼓点般颤抖（医学上称为心室颤动）。神经信号传输被干扰，肌肉会不受控地痉挛，这也是为什么触电者常常"粘"在电源上。

2. 触电急救五步法

从安全断电到心肺复苏，一步都不能错。遇到触电事故，很多人第一反应是冲上去拉人，这个动作可能导致连环触电。记住：救人的前提是自保，专业急救流程分五步走，每一步都关乎生死。

第一步：切断电源（黄金 5 秒）

关键动作：找到配电箱拉下开关，优先关总电闸，若找不到或来不及，用干燥的绝缘物（木椅、塑料凳、橡胶手套）挑开电线或推开触电者。

禁忌：绝对不要徒手触碰触电者或用湿毛巾包裹施救。更不要用金属物品（如铁棍、菜刀）或潮湿竹竿施救！

第二步：转移至安全环境

若触电者在水中或潮湿地面，断电后立即用安全方式将其转移到干燥处（如拖拽衣服下摆），避免后续施救时再次导电。

第三步：快速判断生命体征（10 秒内完成）

在安全的环境下，拍打触电者双肩，在其耳边喊："能听见吗？"同时观察其胸廓是否有呼吸起伏。然后触摸颈动脉：食指与中指并拢，按住喉结旁 2 厘米凹陷处，持续 5 ～ 10 秒。

注意：若发现无意识、无呼吸、无脉搏，立即开始心肺复苏！

第四步：心肺复苏（CPR）与 AED 联动

胸外按压（普通人必学）

姿势：跪在患者右侧，双手叠扣，手臂伸直，身体前倾，掌根压在两乳头连线中点。以髋关节为轴，用上半身力量向下按压。

按压频率：100 ～ 120 次 / 分钟（可默念《最炫民族风》节奏）。

按压深度：成人 5 ～ 6 厘米，儿童 4 ～ 5 厘米。

人工呼吸（非必须）

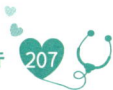

若接受过培训，按压 30 次后做 2 次人工呼吸：捏住患者鼻子，包紧其嘴周尽量不漏气，吹气至胸廓隆起。如果不会做人工呼吸，就持续按压。

使用 AED 救命神器

现在很多商场、地铁站都配有 AED（自动体外除颤器）。这个会说话的"傻瓜救命盒"值得每个人了解。开机后根据语音提示，贴电极片（右锁骨下 + 左腋下）。贴上电极片后，它会自动分析心率，当听到"建议电击"的提示，确保无人接触患者时按下按钮。

注意：AED 会识别是否需电击，电击后立即继续按压！

第五步：防止二次伤害

即便成功脱险，24 小时内都可能出现迟发性心室颤动。因此一定要就医观察，医生可能会开具预防心律失常的药。

特别提醒：日常防护比急救更重要。手机不要放在床边充电，电热毯使用不要超过 8 小时。家中建议安装漏电保护器。

火灾时，怎么火场逃生

火灾逃生本质上是与烟气的生死竞速。多数人以为火焰是最大威胁，其实浓烟才是真正的"隐形杀手"。建筑火灾中，400摄氏度的高温烟气能以每秒 3 米的速度向上蔓延，而人体暴露在150 摄氏度的环境中 5 分钟就可能致命。更可怕的是浓烟中的一氧化碳，吸入 3 口就可能导致昏迷。

1. 三个致命误区

躲进浴室保平安？错！

塑料门遇热融化后，浴室的密闭空间会瞬间变成高温蒸笼。

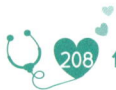

湿毛巾万能论？应视情况！

现代装修材料燃烧产生的氰化氢毒气，根本不是普通湿毛巾能过滤的。

盲目跳楼求生？危险！

从 3 楼以上跳下的死亡率超过 90%，从 2 楼跳下也有 30% 重伤风险。

2. 发生火灾时记住"防护三字诀"

第一步：冷静判断（30 秒内完成）

手背试门温：如果门板发烫，立即放弃从大门逃生。

观察烟气走向：烟气在上方流动时，可弯腰沿墙移动。

手机定位：拨打 119 并立即发送定位给 119，精确到楼层和房间号。

第二步：科学防护（黄金 3 分钟）

自制防烟面罩：将棉质衣物浸湿后拧至半干，折叠 3 层捂住口鼻。

身体防护：淋湿外套裹住头部和躯干，化纤衣物要脱掉，因为遇热会粘连皮肤。

逃生路线选择：优先向下逃生。当楼梯间被堵时，可横向逃往避难层。

第三步：科学求救

敲击金属管道：用工具规律地敲打暖气管，比呼喊节省体力。

窗口信号法：白天挥动鲜艳衣物，夜间用手机闪光灯画圈。

用湿布封堵门缝，在靠窗位置用镜子反光指引消防员。

生命没有演习。建议每个家庭每月检查一次烟雾报警器电池，了解逃生路线图，有条件的可准备应急包：强光手电、呼吸面罩、防火毯。

记住，真正的安全不是记住多少知识，而是把逃生动作变成肌肉记忆。下次路过消防栓时，不妨花 30 秒看看安全出口的方向——这可能就是危急时刻的生命通道。

失温：生命的无声警报

可能大家对于"失温"这个词比较陌生，对于夏天发生失温，还有人会问："夏天怎么会冻死人呢？"

我们在进行一些剧烈的户外运动时，身体会大量出汗，再加上突发的恶劣天气——大风、下雨，身体突然接触冷风冷雨，体内的热量就会大量流失，而此时进行高强度户外运动，对自己的要求还是不断挑战自己，随着体温的不断下降，肌肉不再受意识控制，脉搏和呼吸速度也变慢，体表血液循环大幅度下降，到最后可能根本就没办法活动了，直接就瘫倒在了路边。

有人又说了："我又不参加这种极限运动，失温根本找不上我。"其实这个被称为"温柔杀手"的危机，可能就潜伏在你我熟悉的日常场景中。比如春雨绵绵时骑电动车通勤、健身房挥汗如雨后的冷风，甚至婴儿房过低的空调温度，都可能成为生命能量的"偷电贼"。潮湿衣物就像漏电的数据线，会让体感温度骤降 5 ～ 10 摄氏度；酒精带来的暖意其实是"虚假电量"，反而加速热量流失。

失温究竟是什么？当人体核心温度跌破 35 摄氏度警戒线，就像手机电量不足 20% 自动开启省电模式。轻度失温（体温 32 ～ 35 摄氏度）会让人不停打战，就像被按了振动模式的手机；中度失温（28 ～ 32 摄氏度）时身体开始"断网"，意识像卡顿的视频逐渐模糊；重度失温（<28摄氏度）则会触发"自动关机"，此时每降低1摄氏度死亡率就飙升10%。

为了避免户外出行时出现失温，我们可以这样做：

注意保暖防护，做好防风措施，不把皮肤暴露在寒风中。洋葱式穿衣法：速干内衣＋抓绒中层＋防风外壳，比单件羽绒服更保暖。

冬天进行户外运动时，应时刻关注自己身体状态的变化，防止体能透支、脱水，避免过度出汗和疲劳，并准备好充足的补给和热饮，随时补充能量。若发现同伴说话含糊、动作笨拙，要立即启动"急救模式"：用锡纸急救毯打造"保温仓"，温水（非热水）袋放在颈动脉处取暖，切记不要揉搓四肢——这相当于给没电的手机强行快充，反而会引发"系统崩溃"。

记住：在寒冷面前，逞强是最危险的行为。毕竟，对生命的守护，从来都不需要惊天动地，只需要未雨绸缪的智慧。

摔伤后如何处理

1. 看看是否有骨折

摔伤之后，要先试着动一动摔伤的部位，看看是否有骨折。骨折发生后会疼得很厉害，一动更是剧痛难忍，所以基本不能动。骨折之后，就必须赶紧去医院进行处理了。

2. 清理创面

如果是一般的摔伤造成的伤口，一定要及时处理伤口，防止伤口感染，如果身边没有碘伏或者酒精等消毒药品，可以先用清水进行初步处理，预防留疤。如果伤口不大，可以不包扎，但是要预防感染。

3. 坚持每天换药

建议每天都换药。要用透气的纱布或创可贴，伤口不严重也可以不进行包扎，仅换药就可以，因为和空气接触有助于伤口的愈合。纱布和伤口粘在一起的话可以用过氧化氢或者 0.9% 的生理盐水润湿后再慢慢将纱布揭下来。

4. 热敷消肿

在受伤 48 小时之后如无异常，可以使用热敷的办法来消肿。热敷有助于加快血液循环，当然，可以在医生的指导下配合使用一些药物。

5. 不要过早揭痂皮

要耐心等待创面痂皮自行脱落。伤口内的新生肉芽组织和血管增生，会刺激局部神经而引起瘙痒。如果这时忍不住去揭痂皮，会导致瘢痕和色素沉着的发生概率上升。因为过早揭去痂皮，会将正处在修复阶段的表皮细胞带走，甚至会伤及真皮并导致局部产生炎症反应，从而造成瘢痕和色素沉着。

6. 涂维生素 E 软膏

可以使用维生素 E 软膏来涂抹肌肤。维生素 E 软膏能够快速地直达肌肤下层，起到滋润肌肤的作用，并且有助于提高肌肤弹性。

骨折了怎么办

骨折是极为常见的一种外伤，是指骨的完整或连续性中断。人体共有 206 块骨头，儿童骨骼中有机成分含量比较高，无机盐含量少。随着年龄的增加，人体骨骼中的有机成分会减少，无机成分会增加，骨骼由软变硬，脆性增加。如果受到暴力损伤，成年人相对而言更容易发生明显的骨折，甚至是粉碎性骨折，而儿童受到暴力损伤，一般不容易发生严重的骨折。

骨折发生后应及时处理，处理不当可能会加重损伤，增加患者的痛苦，甚至造成残疾，影响生活。因此，骨折后及时进行科学的急救很重要。

骨折急救的方法如下：

1. 抢救生命

抢救生命是急救的首要原则。对昏迷患者应保持其呼吸道通畅，及时清除口咽异物；对急性大出血患者必须尽快诊断，采取有效措施，防止失血性休克。有生命危险的骨折患者应尽快送往医院救治。

2. 止血、包扎

如果是无伤口的轻度骨折，受伤部位还没有肿胀时，在有条件的情况下，应先进行冷敷处理。可使用冰水、冰块或者冷冻剂敷住骨折部位，防止肿胀。冰袋和皮肤之间要用毛巾或布隔开，不要与皮肤直接接触以免冻伤，冰敷的时间不要超过 20 分钟。

对有伤口的开放性骨折患者，如有出血，可以用干净的无菌纱布进行压迫止血。出血止不住的话，可以用止血带（能用布条、衣物等代替）环扎伤口的近心端止血。如果小臂或者小腿受伤，需要将止血带环扎在上臂或者大腿上。必须记录扎带的时间，每隔 40 ～ 60 分钟放松 1 次，每次 1 ～ 2 分钟，以免扎带时间过长导致肢体缺血性坏死。

若遇到骨折端外露的情况，应继续保持外露，不要将骨折端放回原处，以免将细菌带入伤口深部引起深部感染。

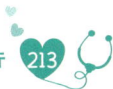

3. 固定

应及时正确地固定断肢，可迅速使用夹板固定患处，且固定不宜过紧。木板和肢体之间要垫上松软物品，夹板的长度要超过受伤部位，并能够超过或支撑伤口上方和下方的关节。如果没有木板，也可用树枝、擀面杖、雨伞、硬纸板等物品代替。

若找不到固定的硬物，也可用布带将伤肢绑在身上。骨折的上肢可固定在胸壁上，使前臂悬于胸前；骨折的下肢可同健肢固定在一起。

4. 转运

脊柱、腰部及下肢骨折的患者必须用担架运送。运送前，应确认伤者的情况，医务人员到场之前不能搬动或者挪动伤者患处，以免造成二次伤害。

划伤、刀伤如何处理

我们从小到大难免会遇到各种磕磕碰碰，一般的伤口最多包扎一下、缝缝针就可以了，但如果遇到比较严重的伤害，如捅伤、刺伤，应该怎么处理呢？

不要拔刀，让刀堵住伤口，因为随意拔刀很可能造成二次伤害。医生拔出插在伤口中的异物，是在对该受伤区域的重要解剖结构（脏器、血管、神经）有充分了解的前提下进行的，有些比较棘手的情况还需要在手术室里进行处理。

拨打"120"。在等待救护人员到来之前，最好减少活动、移动，以免加快血液流失。如果受伤比较严重，肠子脱出体外怎么办？首先要保持镇静，千万不要盲目将肠子填塞回腹腔内。因为肠子裸露在外面已经受到了污染，把它直接塞回肚子里会引起腹腔内的感染。这时应该用大块的纱布覆盖在脱出的脏器上，再用纱布卷成保护圈放在脱出的内脏周围，或者用一个碗扣住脱出的肠子并用三角巾固定碗或纱布。伤员应仰卧，腹部不要用力，不要咳嗽，严禁饮食，尽快送往医院。

鼻出血时应该抬头还是低头

流鼻血时很多人下意识的反应就是仰头，而且我们发现，将头仰起一段时间，某些时候确实可以将鼻血止住。这种做法真的可取吗？

1. 常见的错误止血方法

仰头

实际上，仰头并不是将血止住了，而是改变了鼻血的流向，使其向后流向咽部，然后被咽到胃里。胃肠道受到血液的刺激，容易有恶心、呕血、腹痛或黑便等后续的"麻烦"。

用卫生纸堵塞鼻孔

很多人在发生鼻出血时，会用卫生纸塞到出血的鼻子里将出血堵住。这种做法不仅不利于止血，还有可能使原本并不严重的鼻出血加重。对于一个凝血功能正常，且没有较大血管破裂的出血者而言，通常 2 ~ 3 分钟内便会在出血处形成凝血块或者凝血面，慢一些的也会在 9 ~ 12 分钟内形成。鼻出血后，如果用卫生纸去堵，质地较为坚硬的纸捻可能会直接触及出血区，成为干扰凝血的外来物。如果用力过大，将纸捻使劲往鼻子深处捅甚至转动纸捻，娇嫩的鼻腔黏膜会受到二次损伤，使出血面积扩大。当取出纸捻时，已经形成的凝血块或凝血面倘若与卫生纸粘连在一起，会随着纸捻被

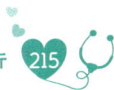

取出而受到破坏，重新引发流血。

举起对侧手臂

鼻出血时，举起出血鼻孔相对一侧的手臂，也是一种常见的错误操作，而且这一"谣言"非常有群众基础。出于人们熟知的"一侧大脑控制对侧身体"这一理论，我们很容易简单地认为举起对侧手臂会引起神经兴奋，从而收缩血管。事实上，根本就不是这么一回事。鼻腔黏膜的血管收缩受交感神经支配，而上肢的动作受臂丛神经的控制，单纯对臂丛神经进行刺激并不能引起交感神经的变化。

2. 正确的止血方式

压迫止血

出血量不大的话，应该采用按压鼻翼止血法。即用与出血鼻孔同侧的手，伸出大拇指，其余四指攥拳，将大拇指按压在出血鼻孔鼻翼后，稍加用力。同时，将头部前倾约 30 度，张口自然呼吸，持续按压 15 分钟。

用冷毛巾敷额头

在按压止血的同时，可用冷水袋或湿毛巾敷前额和后颈部，促使血管收缩，从而减少出血。

3. 这种鼻出血应该去医院

倘若鲜血为连续滴下，甚至成为血流，说明鼻腔内的出血速度不算慢了，这时应该考虑去医院就诊。这种大量出血的情况，出血点往往位于鼻腔的后部或鼻咽部，而且可能是较粗大的血管或血管瘤破裂出血，也可能是由全身性疾病导致的凝血功能障碍所致。

就诊时，应给医生提供准确的信息，如鼻出血的时间、频率、诱因、开始出血时的表现、血先从哪个鼻孔流出、是否经过治疗、平时的身体状况、用药情况等，便于医生快速、准确地了解病情。

4. 如何预防鼻出血

平时应注意预防鼻出血的发生，措施包括：

保持房间的安静、清洁，温度要适宜。保持室内空气清新，适当开窗通风换气，温度宜保持在 18 ～ 20 摄氏度。因空气过于干燥可导致鼻黏膜上的毛细血管破裂，引起鼻腔出血，所以空气湿度应大于 60%。

老人平日活动时动作要慢，勿用力擤鼻，咳嗽者对症止咳。饮食要选择易消化的软食，多吃水果蔬菜，忌辛辣刺激，并保持大便通畅，便秘者可给予缓泻剂。

老年性鼻出血患者多伴有高血压、冠心病、支气管炎等，必须针对病因进行相应的治疗，尤其是高血压患者，必须尽快将血压控制到正常或接近正常的水平，观察病情变化，并及时到医院就诊。

儿童鼻出血患者应纠正挖鼻、揉鼻、往鼻腔内放置异物等易导致黏膜损伤的不良习惯。

有一种出血，不能止

有一种出血，千万不要去止血，否则会有生命危险。

如果你碰到一个人因为外伤倒地了，耳朵在流血，鼻子在流血，眼眶发黑，这种情况很可能是颅底骨折。颅底骨折时如果把耳朵、鼻孔的出血给堵住了，就有可能造成颅内压增加，进而可能导致脑疝，带来生命危险。所以，当发现有人受伤，耳朵、鼻孔、眼睛、嘴巴都在流血的时候，不要堵住流血处，应首先拨打"120"，找专业人士处理；也不要动他，因为不能确定他的颈椎有没有问题，如果颈椎也出现了问题，一搬动就有可能造成颈椎的损伤，引起全身的瘫痪。

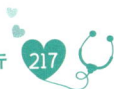

扭伤后应该冷敷还是热敷

扭伤后处理不当，轻则延长恢复时间，重则留下慢性疼痛。

冷敷和热敷是两种"消肿策略"。冷敷像给身体"泼冷水"，让血管收缩，减少出血和肿胀。热敷像"吹暖风"，促进血液循环，加速修复。但用错时机，就是火上浇油！

1. 不同时期不同处理

扭伤急性期（0 ~ 48 小时）

一定要冷敷。研究显示：扭伤后 48 小时内冷敷，可减少 30% 以上的肿胀和疼痛。此时血管破裂未愈合，热敷会扩张血管，让更多血液和组织液渗出，可能导致伤处肿成"大馒头"。

怎么冷敷呢？如果没有冰袋，冰块、雪糕之类的任何冰的东西都可以。用薄毛巾把冰块裹起来（防冻伤），敷在扭伤的部位，每次敷 15 ~ 20 分钟，间隔 1 ~ 2 小时重复。记住：尽早冷敷、多次敷、别硬扛。

慢性期（48 小时后）

热敷登场。为什么换热敷？此时出血已止，热敷能扩张血管，让血液带来修复所需的营养，带走瘀血和代谢废物。

怎么热敷呢？用温热的毛巾（40 摄氏度左右，手摸不烫）、暖宝宝（隔衣使用），每次 20 分钟，每天 2 ~ 3 次。热敷后轻柔按摩，注意避开疼痛点，帮助消散淤青。

2. 两大误区，千万别犯

误区 1：立刻贴膏药、涂红花油。急性期活血化瘀等于雪上加霜！伤后 48 小时内避免使用任何活血药物。

误区 2：交替冷敷、热敷。这样的操作需专业指导，普通人容

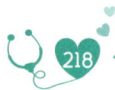

易搞错顺序和时长，反而加重损伤。

3. 何时必须看医生

受伤后局部疼痛剧烈，活动时有骨擦音（骨头断裂面摩擦的声音），或者 48 小时后肿胀不消反增，或者关节变形、无法承重（疑似骨折），或者皮肤发紫、麻木（警惕神经损伤），就不要再拖了，去医院看看吧。

被猫狗抓伤了，弄不好会要命

你有没有过这样的经历？和自家猫狗玩闹时，它突然伸出爪子挠破了你的皮肤；或是路上遇到流浪猫狗，不小心被抓出一道血痕。那一刻，你可能觉得"只是个小伤口"，但危险往往藏在看不见的地方——狂犬病、破伤风、细菌感染……这些致命风险，可能正随着伤口悄悄潜入你的身体。

1. 抓伤的危害远超你的想象

狂犬病：一旦发病，死亡率 100%

狂犬病毒会像"坐飞机"一样，沿着神经直奔大脑。数据显示，死于狂犬病的人中，大多数传染源正是猫狗。即使伤口没出血，表皮破损也可能成为病毒入口。

破伤风：泥土里的"沉默杀手"

当动物爪子上携带的破伤风杆菌（尤其常见于流浪动物）进入人的深部伤口，这种厌氧菌会释放毒素，导致被抓伤的人全身肌肉强直抽搐，重症死亡率高达 30% ～ 50%。

细菌感染：红肿化脓的元凶

猫狗爪缝中有可能藏着大量金黄色葡萄球菌、巴斯德菌等，抓

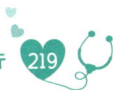

伤人后 48 小时内可能引发伤口红肿、化脓，甚至发烧。曾有患者因未及时处理，最终需要手术清创。

那么被猫狗抓伤后，如何用科学方法守住生命防线呢？

2. 救命三步走

第一步：黄金 15 分钟冲洗法

操作：立即用流动清水冲洗 15 分钟，配合肥皂水交替搓洗。（碱性环境有机会灭活狂犬病毒）如果伤口较深、较大，应尽快去医院做进一步专业的清洗和消毒。

原理：物理冲刷能清除 80% 以上的病毒和细菌，比酒精消毒更关键。

禁忌：不要挤压伤口！避免病毒加速扩散。

第二步：专业级消毒处理

家用选择：用碘伏涂擦伤口内部，避免细菌感染。碘伏相对 75% 酒精而言对组织的刺激较小。酒精虽然会让伤处疼痛但起效快。

正确手法：从伤口中心向外螺旋式涂抹，避免"污染区扩大化"。

注意：深部伤口不要自行填塞棉球，应保持开放状态。

第三步：就医判断标准

需立即去医院的情况：

伤口出血或表皮破损（属于狂犬病 Ⅱ 级 / Ⅲ 级暴露）。

被流浪 / 未接种疫苗的动物所伤。

伤口在头面部、手指等神经密集区。

出现发热或伤口红、肿、热、痛。

医生通常会根据情况为患者接种狂犬疫苗或免疫球蛋白，并评估是否需要打破伤风针。

有的人说："我就被狗咬过，都出血了，也没打疫苗，现在好好的也没事啊。"那说明咬你的那条狗，它是条健康的狗。因为狂犬病的传播也是需要传染源和传播途径的，没有狂犬病的狗不属于传染源，所以被这种狗咬了也不会得狂犬病。

但是我们在日常生活中被这些动物抓伤咬伤的时候，很难判断它们到底有没有狂犬病，是否在狂犬病的发作期。所以一旦被咬或者抓伤了，只要皮肤有破皮，即使没有出血，我们也要仔细看看皮肤有没有破损。如果肉眼不好判断，可以用酒精擦拭伤口，如果有疼痛感，就说明皮肤破了。皮肤破了就可能有伤口感染或感染狂犬病的风险，所以一定要尽早处理，并且让医生来判断是否接种狂犬病疫苗。

狂犬病可防不可治，对待动物抓伤，既要避免过度恐慌，更不能心存侥幸。记住——生命没有重来的机会，但科学防护能带给你安全的保障。

健康不走弯路 ②

——早知道，早预防

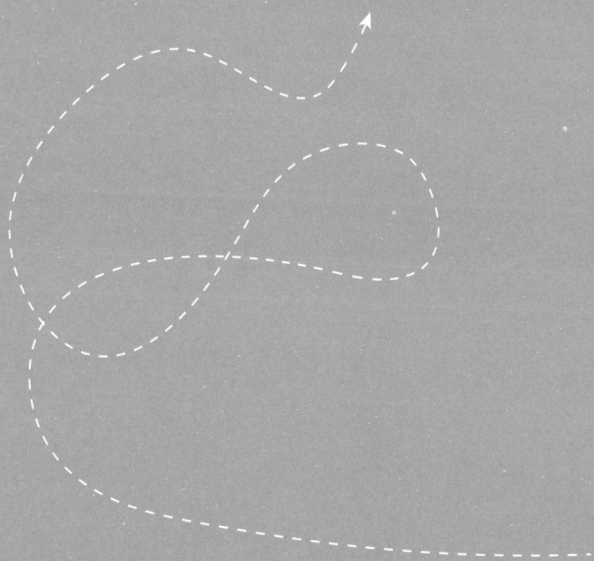

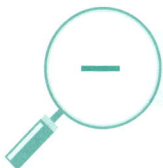

一 健康早知道

及时发现身体的预警信号

人人都想及时发现身体的预警信号。这几个简单的评估方法，在家自己就能完成。

1.膝关节自测：平衡下蹲

双脚与肩同宽，两臂前平举保持平衡，缓缓蹲下至无法继续下蹲或有痛感即停止。

结果判断

若下蹲时膝关节痛感明显，有患膝关节疾病的可能。

如每次下蹲都弹响，且伴有疼痛或酸胀，则预示关节内可能有磨损或炎症。

如果出现咔咔弹响，但不疼，响一两次就不响了，则无须特别担心。

如果有问题，推荐挂关节外科、骨科的号。

2.平衡能力：闭眼单腿站立

双手叉腰，闭眼做单腿站立，直到站不住落地为止，测算站立时间。

结果判断

男性 30 ～ 39 岁，标准时间 9 秒；40 ～ 49 岁，标准时间 8 秒；50 ～ 59 岁，标准时间 7 秒。

女性标准较男性标准推迟 10 年计算，如 40 ～ 49 岁女性的时间与男性 30 ～ 39 岁一致。不达标说明平衡能力较弱，可能有崴脚风险。

一次结果有偶然因素，可以多测几次看平均水平，做好防护避免摔倒。

注意：老年人和儿童可能容易摔倒，需做好保护措施。

3. 神经系统自测：找手指

闭眼，双臂从侧面抬起，双手伸出食指向身体中央对应并触碰在一起。

结果判断

若食指无法对上，则可能预示存在神经系统的病变。

若食指顺利对上，或只是稍有偏差，则为正常。

如有问题，推荐挂神经内科的号。

眼药水你真的滴对了吗

每当眼睛干涩难受时，你是不是也会抓起眼药水仰头就滴？结果药水顺着脸颊流下来，眼睛反而更难受了。有 72% 的结膜炎患者存在错误使用眼药水的习惯，这不仅在浪费你的药，甚至可能带来新的感染风险。

滴眼药水看似简单，实则是需要精细操作的医疗行为。我们的下眼皮和眼球之间有个"小口袋"（医学上称为结膜囊），这个仅能容纳 0.02 毫升液体的空间，才是药水应该精准滴入的地方。很多人习惯仰头后直接滴在眼角膜上，这样不仅会刺激眼睛引起反射性闭目，导致 80% 的药液流失，还可能造成角膜上皮损伤。

正确操作不仅关乎治疗效果，更是守护健康的防线。未清洁的

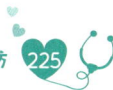

双手可能携带金黄色葡萄球菌等致病菌，揉眼后直接接触药瓶口，相当于给细菌开了直达通道。而滴完药水立即眨眼，会让药物在眼球表面停留时间缩短 60%，相当于药效打了对折。

具体应该怎么滴眼药水呢？

首先用七步洗手法彻底清洁双手，尤其注意指缝。

然后用食指轻拉下眼皮形成"小口袋"，另一只手持药瓶悬空 1 ～ 2 厘米，瞄准外眼角方向滴入 1 滴。

松开眼皮后闭目 2 分钟，用干净棉签或手指轻压内眼角（泪小点位置），阻断药水进入鼻腔。如需使用多种眼药，需间隔 10 分钟以上。

含防腐剂的药水（如聚乙烯醇滴眼液）建议单日使用不超过 4 次。

特别提醒：滴完药水后出现的视物短暂模糊是正常现象，但若持续灼痛超过 5 分钟，要立即停用并就医。下次滴眼药水时，不妨用我说的这个方法，让每一滴药水都精准发挥价值。毕竟，我们值得用最科学的方式，守护眼睛这扇看见世界的窗。

经常戴耳机，听力会下降

现在很多人吃饭、走路，甚至睡觉都戴着耳机，而且声音开得很大，身边的人都能听见从耳机里面传出的声音。长此以往，会导致听力下降。这可不是危言耸听。

戴耳机会影响内耳毛细血管的供血。

我们的耳朵长时间处在高分贝的声音当中，听觉就会处于一种封闭的状态。强烈的声音会对人的听觉神经产生非常大的刺激，进而让听觉疲劳，最终引起听力下降、耳鸣。

有人因工作需要，必须长时间戴耳机该怎么办呢？

第一，调低音量。耳机拿下来，用手拿远，如果听不到声音，就是比较适合的音量。

第二，不要在环境噪声大的地方戴耳机听音乐，而且耳机最大音量不要超过 60%；戴耳机的时间尽量控制在每次 1 个小时以内。

第三，如果有条件，建议用降噪耳机。

第四，我们长期使用耳机，听力会在高频的声波部分受到损伤。如果你怀疑自己的听力有损伤，可以自己去医院做一下纯音测听，也就是电测听。

嘴唇呈以下四种颜色，可能是疾病信号

如果你的嘴唇呈现出以下这四种颜色，可能是疾病的信号。

嘴唇颜色呈苍白、青紫色，是不好的，嘴唇发黑、发暗，或者变成了樱桃红色，更要重视。健康的嘴唇应该是淡红色。那为什么嘴唇会呈现异常的颜色呢？

第一个，嘴唇苍白。如果缺水，嘴唇可能会泛白，这是正常现象，多喝点水就好了。但是如果你的嘴唇苍白，眼睑、指甲、面色也跟着发白，可以先去社区医院查查是不是贫血。

第二个，嘴唇青紫。嘴唇青紫可能是天冷，血管收缩导致，但如果环境温暖，嘴唇还是青紫色的，再有胸闷、气喘这些症状，就要警惕了，有可能是某些疾病导致了身体缺氧。可以先去社区医院查明原因。如果心脏有问题的话，医生一般会建议去上级医院做进一步检查。

第三个，嘴唇发暗、发黑。这可能是因为年龄增长而出现的嘴唇色素沉淀。这种情况我们不用太在意，平时做好唇部的护理、防晒就可以了。但如果唇色发黑、发暗的同时还不想吃东西，消化不

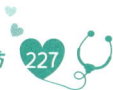

良，有便秘、腹泻，这个就要警惕消化系统的疾病了，也应该及时去医院做检查。

第四个，嘴唇呈樱桃红色。这种唇色比较少见，但是最危险。听说过一氧化碳中毒吗？在关得严严实实的、没有烟囱的房间里面吃炭火烤肉、涮肉，或者烧炭、点煤炉取暖，这些都容易导致一氧化碳中毒，进而出现典型的樱桃红唇色。这个时候需要尽快开窗通风，离开现场，拨打120急救电话。

"耳仓"是富贵的象征吗

你耳朵前面有小眼儿吗？这个就是我们老百姓说的"耳仓"，所谓"富贵的象征"。其实这跟有福没福没有关系。这个耳仓是先天发育畸形导致的耳前瘘管。别看前面可能只有一个或几个小眼，瘘管里边却是四通八达，很复杂。平时如果没有任何不适的话，不用管它，如果出现了发炎感染，就需要手术。这个手术需要有丰富经验的医生才能完成，因为里面太复杂了。所以我们出现了感染去找医生的时候，一定要找经验丰富的医生，把窦道一次性清理干净。如果平时没有炎症，我们只要注意日常清洁，注意饮食清淡就行了，然后要确保在洗澡、洗脸的时候别把那个眼儿给堵住了，以免造成感染。

"富贵包"不富贵

"富贵包"是啥？就是脖子后边的一个大鼓包，一低头就露出来了。这个鼓包就是人们俗称的"富贵包"。你可千万别以为有"富贵包"是好事儿，其实它一点儿也不富贵。

在临床中，我们叫它颈后大包，如果你已经出现了"富贵包"，那可能意味着你的脊柱已经出现了变形，长时间放任不管的话，有可能会引起一些症状，如头晕、头痛、失眠、胸闷等。

得了"富贵包"该怎么办呢？方法很简单。第一，一定注意不要长时间低头，不管是看手机、看书，还是学习，持续 20 分钟要适当活动一下脖子。第二，用两只手抓住门框，身体前倾，拉伸肩背部的肌肉，保持这个姿势 2 ~ 3 秒钟，一天做 5 分钟。第三，背靠墙，贴墙站，用手指轻轻地推下巴，使头往后移动，一天做 4 ~ 5 次。

按摩淋巴可以排毒吗

有人说按摩淋巴可以排毒，现代医学中应该是没有这样的说法。淋巴系统属于免疫系统，当我们的身体受到外来病毒、细菌侵袭的时候，淋巴系统能起到防御的作用。

我们的淋巴系统不需要被按摩，如果淋巴系统真的堵了，也是疾病引起的，通过按摩也解决不了问题。反倒是随意对淋巴进行按摩，有可能对身体造成伤害。特别是在淋巴结发炎、肿大的时候，如果还对它进行按摩，增加额外刺激的话，有可能会加重炎症。如果是淋巴瘤，就更不能按摩，这有可能会造成肿瘤细胞的扩散。所以如果真的想要全身通畅，还不如平时多喝水，多运动，保持心情的舒畅。

这些病通常不用太紧张

如果体检查出以下这些病，不用太紧张。

甲状腺结节。95% 的甲状腺结节是良性的，特别是 1 厘米以下

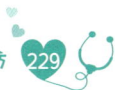

的，大都完全不必担心，遵医嘱随访即可。

脂肪肝。可以少喝酒、多运动、减肥，看看管不管用。

心脏早搏。24 小时少于 1 万次的一般不用治疗，最好的办法就是保持好心情和良好的生活习惯。

宫颈糜烂。不是病，是一种生理改变，定期做防癌筛查就行。

浅表性胃炎。一般不用治。你去胃镜室一看，很多人都有，不用刻意治疗，按时吃饭就行。

乳腺增生。是正常的生理现象，很少会发展为乳腺癌。只要记得定期检查，保持好心情就可以了！

盆腔积液。基本上是生理性的。我们的胸腔、盆腔、腹腔，有少量的积液，一般是正常的。

胆囊息肉。如果小于 1 厘米，定期观察就可以了。

在这里我要呼吁大家：别一有感冒、拉肚子什么的就上大医院去。社区能解决的就不要占用大医院的医疗资源，把最好的医疗资源留给那些严重的、真正需要的患者吧。

我们为什么会得痔疮

无论内痔还是外痔，痔疮大概是每个人都需要担忧的问题。毕竟，痔疮的发生很可能与我们的直立行走和下半身用力的习惯有关。

外痔，顾名思义就是位于肛门。外痔的存在感通常都比较强，会让肛门产生明显的瘙痒、疼痛、异物感。一般来说，有外痔的人自己都会有感觉。内痔通常位于直肠内，平时没什么存在感。但如果你用力过猛，或者对它有强烈刺激，那么就有可能出血了。内痔还有可能脱出肛门外，如果有破口或者感染就会产生明显的疼痛。

哪些习惯会让我们得痔疮

直立行走。重力会让我们的内脏自然下坠，再加上我们总是在做一些事情时习惯性地下半身用力，整个臀部的压力都很大，于是本就比较脆弱的直肠、肛门等很容易就不堪重负，也让人类有了其他大部分物种都不会有的困扰——痔疮。

痔疮的形成和后期变得严重，还与我们不好的生活习惯有关。

久坐或者久站，会让血液流到直肠就走不动了，淤积在此的血液会让肛门部位过度充血，加重痔疮。

习惯边上厕所边玩手机，在马桶上一坐就是半小时，也会给我们的直肠、肛门部分造成比较大的压力。长此以往，就可能诱发痔疮。

平时蔬果、膳食纤维吃得太少，导致肠道蠕动缓慢，排便不顺畅，也会诱发痔疮。

平时水喝得太少，大便总是过干，也会对肛门产生刺激。

得了痔疮怎么办

如果怀疑自己得了痔疮，或者出现了疑似痔疮的问题，先不要自己治疗。一定要先去肛肠科确认后，再根据医嘱治疗。毕竟"肛门部位"的疾病除了痔疮，还有肛裂、肛瘘、直肠癌等，而且它们的症状也有可能是疼痛、出血。

1.确诊的痔疮，并不是都需要切掉

一般来说，痔疮对我们的正常生活没有造成特别大的影响，这种痔疮往往不需要手术切除，日常生活中注意护理就可以。比如，改变久坐的习惯、建立更合理的饮食结构、坐浴清洁、减少排便时间等，都很有用处。针对便血症状还可以使用药物进行治疗。

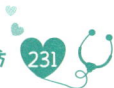

2. 当出现肛门出血或轻微不适时，药物治疗是首选方案

当出现肛门出血或轻微不适时，药物治疗是首选方案。把痔疮膏挤入肛门并涂抹于肛周，每日早晚各一次，能缓解局部炎症。栓剂需塞入直肠内使用，使用前建议用温水清洁肛门。口服药物如地奥司明片可改善静脉张力，每次2片，每日2次，需连续服用至少7天。应注意避免自行使用含糖皮质激素的药膏，长期使用可能导致皮肤萎缩。

3. 饮食调整对预防和缓解痔疮至关重要

每日需摄入25～30克膳食纤维，相当于2个火龙果加1碗燕麦片的组合。推荐选择西梅、猕猴桃、全麦面包等富含纤维的食物，同时保证2000毫升饮水（约4瓶矿泉水）。辣椒中的辣椒素会刺激肛门黏膜，酒精则会扩张血管，两者均可能加重症状。对于便秘患者，可短期使用乳果糖口服液（每日15～30毫升），但应避免长期依赖刺激性泻药。

4. 日常护理需注意三点

第一，每日进行温水坐浴（40摄氏度水中加入1∶5000的高锰酸钾或5克食盐），每次10分钟，能帮助消除局部组织水肿，同时起到基础清洁作用。食盐中的钠离子还能促进毛细血管收缩，这对缓解痔核充血有帮助。

第二，每小时进行5～10次提肛运动（缓慢收缩肛门后放松），特别适合久坐人群。

第三，控制排便时间在5分钟内，排便时避免过度用力。研究显示，如厕时使用手机的人群，痔疮发生率比正常排便者高68%。

5. 手术治疗

当内痔反复脱出、持续出血时，可考虑手术治疗。但一定要注意的是，切痔疮并不是一劳永逸的。如果你切掉之后继续采取不健康的生活方式，痔疮依然有可能复发！有临床数据显示，未改变久坐习惯的患者 5 年内复发率可达 30%。

6. 给职场人士的建议

对职场人群，建议每工作 45 分钟起身活动 3 分钟，使用中间凹陷的坐垫分散臀部压力；平时多吃粗粮和绿叶蔬菜，避免精制碳水化合物；出差时携带便携式坐浴盆，使用后应彻底消毒。特别注意：出现便血时，应找医生看看，排除一下肠癌。建议 40 岁以上人群每年进行一次肛门指检。

若出现以下情况需立即就医：便血持续 1 周以上、肛门肿块无法回纳、疼痛影响睡眠。

预防的核心在于保持规律排便、避免久坐久站、控制辛辣饮食。记住：痔疮本身不会癌变，但忽视症状可能延误其他疾病的诊断。通过科学管理和生活习惯调整，多数痔疮可以得到有效控制。关键在于早期干预和长期坚持，而不是等到需要手术时才重视。

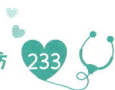

二　疾病早预防

癌症会传染吗

一家人会得同一种癌症吗？跟癌症患者一起生活，会被传染吗？

首先，我可以很确定地告诉你，所有的癌症都不会传染，无论是肺癌、肝癌、结直肠癌、乳腺癌等肿瘤，都不是传染病，与癌症患者一起吃饭、工作、亲吻、性接触等，不会被癌症传染。肺癌患者在咳嗽的时候，痰液里面可能会有少量的癌细胞排出体外，但是癌细胞离开人体之后，在环境中很快就会死亡，癌细胞在人体外没有生存能力。即使有少量癌细胞进入另一个健康人的呼吸道，对于健康人来说，这属于异物，会引起强烈的排斥反应，也大概率会被免疫系统消灭掉。

所以癌症本身不会传染。但是，一些导致癌症的病毒和细菌却会传染。

比如，肝癌的发生与乙肝病毒感染有关，虽然肝癌不会传染，但乙肝是传染病，要注意防范和治疗。胃癌的发生与胃内幽门螺杆菌感染有关，而幽门螺杆菌会在人们日常生活的密切接触中经消化道传染。一旦感染幽门螺杆菌，也要及时治疗。

还有一点特别需要注意的是，一家人有可能会得同一种癌症。

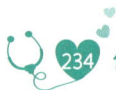

不过，它并不是传染的结果，而是一家人长期居住在一起，饮食、生活习惯、居住环境等基本相同，时间长了，大家可能会受同一致癌因素或诱因影响。

比如，家庭中有人喜欢吃腌菜、熏腊食物。那么一家人一桌子吃饭，免不了就会一起吃这样的食物。而这些食物长期食用可能就会导致某些消化道癌症的发生。或者是，饭桌上的某种食物霉变，但全家人都在食用，殊不知霉变食物中的致癌物质会增加患肝癌、胃癌的风险。

还有，家庭成员生活在一起，如果室内空气存在某些致癌物，比如，厨房油烟污染，或家庭成员中有人吸烟，加上通风不良，大家呼吸着相同的空气，空气中的致癌物就会成为家庭成员共同的致癌因素。

还有研究认为，人的情绪会对免疫功能有影响。如果你的家庭生活氛围是和谐、充满幽默和欢声笑语的，那就会使人心情愉悦。反之，如果你的家庭氛围经常比较压抑，就会导致每个家庭成员的心情和精神状态都不好，然后导致免疫功能下降。

所以说，在家庭中，一定要维护好大家共同的居住环境，养成良好的家庭生活习惯，建立和谐的家庭氛围，共同防癌抗癌。

癌症会遗传吗

癌症确实存在遗传的可能性，有些人继承了家族性的基因缺陷，得某些癌症的概率就会高。如果你家里有人得了下面这几种癌症，你就要格外注意一下。

1. 肠癌：有 20% ～ 30% 的肠癌患者有家族成员患癌史

比如，你家里有一位直系亲属（父母、爷爷、奶奶、姥姥、姥爷）有家族性肠息肉病，那么其他人就有必要到医院进行相关检查。

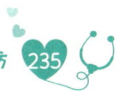

预防大肠癌，最重要的是改变高脂肪、高蛋白质、低膳食纤维的饮食习惯，积极运动，保持充足的睡眠。45 岁后，平均每 5 ～ 10 年进行一次肠镜检查，或者每年做一次大便隐血检查。如果经常大便带血，经常肚子疼，或者排便习惯出现改变，要及时去医院查明原因，不要拖。

2. 乳腺癌

乳腺癌有着家族聚焦性风险，特别是直系亲属之间。一般来说，如果母亲得了乳腺癌，那么女儿得乳腺癌的概率要比其他女性高出 2 ～ 3 倍。

有家族史的女性，乳腺健康检查应提前到 30 岁左右，可以定期去医院进行检查。平时最好有意识地进行"乳房自检"，特别是月经后自己看一看，摸一摸有没有肿块。更年期的女性别自行使用含雌激素成分的药物或保健品。

简单的乳房自检方法

第一步，看一看。面对镜子，脱去上衣，双手叉腰，然后双臂上举，看乳房大小是否对称，乳头、乳晕是否有糜烂、脱屑，乳头有没有凹陷，乳房皮肤有没有皱褶。

第二步，摸一摸。可以站着摸、躺着摸，躺着摸的时候注意，肩下垫一个小枕头，三个手指并拢，用指腹按照外上、外下、内下、内上的方向进行环形触摸。触摸的力度由浅入深，最后触摸锁骨上下、双侧腋窝，不要忘记看乳房有没有液体流出。如果有液体流出，要及时到医院检查。

注意一般自检时间选择在月经来潮后 7 ～ 10 天进行。检查时如果发现乳房大小与形状改变，皮肤颜色改变，乳头凹陷、回缩、有液体流出，请联系专业医生。

3. 胃癌

部分胃癌与遗传有关，有家族聚集性现象。定期进行胃镜检查，能早期发现癌变。平时最好多吃新鲜水果和蔬菜。如果经常出现上腹部的疼痛、胃胀、不明原因的"变瘦"，尽早去医院检查。

4. 肝癌

如果父母被查出肝癌（尤其是乙肝/丙肝引起），子女就是一级预防对象，因为病毒性肝炎容易造成肝癌的家族聚集倾向。

如果一个人家里有肝癌的患者，自己还有病毒性肝炎，那每半年要做一次肝脏B超+AFP检查。

5. 鼻咽癌

有鼻咽癌家族史的人群，建议定期检查EB病毒，少吃或不吃腌制食物（咸菜、咸鱼等）。常吃腌制的食物，会使鼻咽癌的发病率增加2～7倍。

还有，注意戒烟和避免吸二手烟。如果发现鼻涕带血，发现脖子的淋巴结出现不明原因的肿大，要及时去检查。

癌症不等于绝症

随着医学的进步，癌症已经不能说它等同于绝症了，癌症可以说正在变成一种可防、可筛、可治的疾病。我们怎么能早期发现癌症呢？出现下面这些情况的时候就需要及时进行肿瘤检查。

是否有肿块

摸摸你的胸部、颈部、腋下、腹股沟，或者皮肤上、嘴唇舌头上等，身体任何部位出现长时间不消或越来越大的肿块，最好去检查一下。胸部的肿块可以去乳腺科，有腋下淋巴结肿大的，可以去

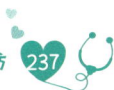

普外科、胸外科或乳腺外科、血液科中的一个科室看看。具体的科室要根据患者的病因、当地医院的分科来决定。

疣痣变化

身上的黑痣和疣等在短期内颜色变深或变浅了，出现迅速增大、脱毛、瘙痒、渗液、溃烂等变化，特别是在足底、足趾等经常摩擦的部位更应注意。可以先去皮肤科看看。另外皮肤和黏膜上有一直好不了的溃疡，还有鳞屑、脓苔覆盖、出血和结痂等现象的，也要去皮肤科检查。

异常感觉

吞咽食物时有哽噎感、异物感，胸骨后闷胀不适、疼痛……如果这些症状越来越明显，越来越重，就要警惕起来。可以先去胸外科看看。

消化问题

一段时间内，吃完饭老是感觉上腹部闷胀，而且持续地变瘦、掉体重，还可能伴有贫血的一些症状，比如头晕、乏力等，可以先挂胃肠外科的号去看看。

大便习惯改变

便秘、腹泻交替出现，大便变形，大便带血或有黏液，排黑便。肛门指诊是普查直肠癌的简单方法，长期便血或者大便习惯异常的一定要去做个检查，也可以挂胃肠外科的号看看。

耳鼻喉问题

持续性声音嘶哑，干咳，痰中带血；耳鸣，听力减退，鼻出血，鼻咽分泌物带血，鼻塞和头痛，都可以先挂耳鼻喉科的号看看。

月经改变

不是月经期的时候出血或绝经后阴道不规则地出血，特别是性生活时接触性出血，也要注意，可以挂妇科的号。

小便异常

无痛性血尿，排尿不畅，去泌尿外科看看。

不明原因的发热、乏力、体重持续减轻，也要引起重视，去医院检查检查

除了出现一些早期症状我们要提高警惕，在没有感觉到实体症状的时候，防癌体检是早期发现癌症的最重要的途径。比如，预防肺癌体检，体检时注重肺部 CT 检查；怀疑有胃癌或有高危胃癌家族史的病人，可重点做胃镜检查。推荐的主要检查项目可以参考下表。

癌种	检查方法
肺癌	低剂量螺旋 CT
食管癌 / 胃癌	上消化道内镜
结直肠癌	大便隐血试验、结肠镜
乳腺癌	乳腺 X 线摄影联合乳腺超声
肝癌	乙型肝炎表面抗原、甲胎蛋白检测、腹部超声
子宫颈癌	细胞学检查、高危型 HPV 的 DNA 检测
鼻咽癌	血清 EB 病毒相关抗体检测、鼻咽纤维镜
前列腺癌	前列腺特异性抗原（PSA）检测、直肠指诊、超声
甲状腺癌	超声、甲状腺功能
白血病	血常规、血生化、骨髓穿刺等

这几种癌症的 5 年生存率高，应积极治疗

第一种，甲状腺癌中的分化型甲状腺癌（主要包括乳头状、滤泡状甲状腺癌）。它属于一种"懒癌"，病情进展得很慢，经过规范治疗，通常甲状腺乳头状癌患者 5 年生存率能接近 100%，甲状腺滤泡状癌整体 5 年生存率也高达 98%。

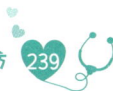

第二种，早期发现的宫颈癌、乳腺癌，病变体积较小，对周围组织的侵犯程度较轻，还没出现远端转移，预后都是很好的。

第三种，急性淋巴细胞白血病、霍奇金淋巴瘤等，在经过规范治疗后，也有着不错的生存率。

还有多数早期以及某些中晚期的实体瘤，如早期的肺癌、胃癌、结肠癌、乳腺癌等，以目前的医学发展水平，很多是有可能临床治愈的。所以不要一听得了癌症，就觉得是得了不治之症，活不久了。这种想法并不对，别给自己那么大的心理压力。避免不必要的恐慌，才能帮我们更好地应对可能发生的问题。

有些朋友可能会说："身边有的人得的癌症也是早期的，可还是复发了，最后还不是走了？"

当然，在现有的医疗条件下，谁也没有办法保证所有的癌症患者都有100%的5年生存率且永不复发。医学一旦绝对化，就成了伪科学，就成了骗子。

还是那句话，早发现、早诊断、早治疗是关键中的关键。最好的医生是自己，最好的药物是乐观，最好的饮食是均衡，最好的心情是放松。有问题，不要拖，及时处理！

怎么预防癌症

癌症的病因很复杂，但目前有确凿的证据表明，吸烟、喝酒、肥胖、压力、缺乏运动等都是癌症的高危因素。在日常生活中，大家可以注意以下六点：

戒烟限酒

烟和酒是打开癌症大门的推手，并且吸烟不仅和肺癌有关，还会让人更易得胃癌、结直肠癌、宫颈癌、乳腺癌等癌症。抽烟者比不抽烟者患癌风险高 7 至 11 倍。长期大量过频地饮酒也会大大增加肝脏、食管、胃等多脏器的损害，必然增加肝癌、食管癌、胃癌的发病率。及时戒烟限酒，任何时候都不晚！

要注意饮食卫生

长期吃过热、过冷、过咸、过辣、过酸的食品可以直接造成消化器官的损伤；另外如果你长期大量吃煎、炸、烧烤的食物或富含致癌物的食物，或一些过期变质、霉变的食品，也会诱发癌症。

要劳逸结合，不要熬夜

长期精神压力大或失眠，必然导致免疫功能下降、内分泌失调，各种身心疾病都有可能接踵而来，最终可能引起恶性肿瘤的发生。

根据自己的身体状况和体能，选择适合自己的运动锻炼方式

运动不仅能控制体重、降低慢性病的发病风险、提高认知能力、降低患阿尔茨海默病的风险、改善睡眠，还能降低很多癌症的发病风险，如结肠癌、乳腺癌、膀胱癌、子宫内膜癌、食管腺癌、胃癌、肾癌等。

推荐健康的成年人每天进行至少 30 分钟的有氧运动，如快走、慢跑、骑车、跳操等，每周再进行 2～3 次无氧运动，如拉弹力带、举哑铃、做俯卧撑、做引体向上等。

保持好心情

抑郁、强烈的挫折感、无望和无助这些都与癌症关系密切，所以保持心情舒畅就是最好的良药。

养成每年体检的习惯

做到"三早"——早发现、早诊断、早治疗，就能最大限度预防癌症，提高癌症患者的 5 年生存率。

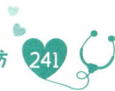

嚼出来的癌症

10 个口腔癌患者，9 个嚼槟榔。经常嚼槟榔不仅会严重损害牙齿健康，导致牙齿变红、变黑、提前脱落，还会造成口腔溃疡、黏膜下纤维化，甚至会让你的口腔发生癌变，会让患口腔癌的风险上升 8.4 ~ 9.9 倍。

为什么呢？因为槟榔果中的槟榔素和槟榔碱具有潜在的致癌性，槟榔的花和藤也都含有致癌物质，这些物质包括槟榔生物碱、槟榔鞣质、槟榔特异性亚硝胺和活性氧。

在爱吃槟榔的省份，口腔癌患病率超过其他省份 20 倍！网上还有人说什么"槟榔加烟，法力无边"，那是用一时的快感换来口腔、咽喉、呼吸道、食管和肺部的损伤。

其实，槟榔本来是一味药，能杀虫、消积、增加胃肠蠕动、减慢心率、扩张血管，还能降血压。而槟榔逐渐变成害人的食物也就是因为槟榔碱。槟榔碱吃下去以后先是刺激内源性促肾上腺皮质激素分泌，之后让人的脑垂体释放更多的肾上腺皮质激素，让人感到异常兴奋，精力充沛，甚至还产生飘飘欲仙的快感。所以很多人沉迷于嚼槟榔。但我们要知道，一旦患上口腔癌，会让人受尽折磨。

所以，如果不想让脸变成大方脸，不想让牙齿变黑、变黄，不想得口腔癌，平时还是少嚼一点槟榔吧。

胃癌都是吃出来的吗

都说胃癌是吃出来的？真的吗？其实这种说法有些片面，但是不想得胃癌，首先还是要管住嘴！国际癌症研究机构最新报告显示，以下这几种情况就可能会增加患癌症的风险。

肥胖。胖真是百病之源，该减肥的时候还是要减肥的。

吃太咸。因为太咸的东西会导致胃黏膜屏障的慢性损伤。像咸菜、咸鱼这些，不要经常吃，也不要吃太多。每人每天摄入的盐分不要超过 5 克，简单来说就是一个啤酒瓶盖子的量。

酒精。喝酒太多会增加患胃癌的风险。酒精也是 1 类致癌物，能不喝就不喝。

烧烤的肉类吃太多。烧烤产生的苯并芘和多环芳烃类物质，都是明确的致癌物，会增加患胃癌风险。吃的时候一定尽量把烤煳的部分去掉。

加工肉制品摄入过多。经常吃加工肉制品也可能增加患胃癌的风险。世卫组织把加工肉制品评定为 1 类致癌物，偶尔吃吃，患癌的风险并不大，但不要经常吃、吃太多。

当然胃癌是多种因素导致的，除了饮食方面，还包括遗传、环境和生活方式等。并且胃癌的发生一般要经历一个漫长的过程。

所以，定期体检很重要，如果你有慢性胃溃疡、胃息肉、萎缩性胃炎、幽门螺杆菌感染，伴随腹痛、消化道出血等症状，一定要规范治疗，定期复查，别把小毛病拖成了大问题。有问题，早发现，早解决。

怎么预防胃癌

预防胃癌，需要从日常生活和医学筛查两方面着手。

1. 胃癌可能是由什么发展而来的

胃癌的发展可能经历三个阶段：

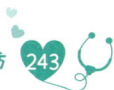

慢性胃炎：幽门螺杆菌感染、长期吃高盐腌制食品、饮食不规律等因素持续损伤胃黏膜。

癌前病变：胃黏膜出现肠化生（胃细胞变成肠细胞）、异型增生等异常改变。

胃癌形成：异常细胞积累，基因突变，最终发展为恶性肿瘤。

从正常胃到胃癌通常需要 10～15 年，这给了我们充足的预防时间。

2. 三个关键预防措施

调整饮食习惯

每周吃腌制食品超过 3 次，胃癌风险就会增加，所以要少吃腊肉、咸鱼、泡菜等这些对胃有害的食物。同时要避免温度对胃的伤害：超过 65 摄氏度的热饮或食物会直接烫伤胃黏膜，建议食物温度控制在 50 摄氏度以下，就是用嘴唇接触碗边不觉得烫。

治疗幽门螺杆菌

幽门螺杆菌是非常明确的胃癌独有的高危因素，也是我国胃癌高发的主要病因。有研究表明，根除幽门螺杆菌可以有效地预防胃癌，可以使胃癌发病率降低 39%，并且对重度癌前病变人群和老年人群也具有预防胃癌的作用。所以如果检查幽门螺杆菌结果呈阳性，要根据医生的建议进行治疗。

检测方法：C13/C14 呼气试验（空腹吹气即可）。

注意事项：治疗期间禁止喝酒，家庭成员需同步检测避免交叉感染。

保持胃部健康

饭后散步 15 分钟帮助胃排空，晚上不要熬夜，尽量在 11 点前睡觉（胃黏膜在深夜进行自我修复），晨起喝 200 毫升温水替代浓茶或咖啡。

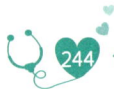

3. 胃癌筛查方案

常规筛查（40 岁以上必做）

胃功能检测（抽血）：包含胃泌素 17、胃蛋白酶原 I/II，可评估胃黏膜状态。

幽门螺杆菌检测：呼气试验数值 ≥ 100 为阳性。

针对性检查（高危人群）

每年 1 次胃镜，每 2 年检测 1 次幽门螺杆菌，每半年查 1 次大便隐血。

需要注意的是：出现大便发黑像柏油、6 个月内体重下降超过 10%、持续上腹部隐痛超过 2 周这些危险信号时，要立即就医。

胃癌早期治愈率可达 90%，但晚期 5 年生存率仅 20%。预防胃癌没有捷径，但也不要过度焦虑。从今天开始，把餐桌上的咸菜换成凉拌秋葵，把熬夜吃夜宵的习惯改成饭后散步，就是在为你的胃增加安全防线。

胃癌高危人群自查清单

如果你符合以下任意一条，就需要提高警惕：

1. 家族里有胃癌患者

父母、兄弟姐妹等一级亲属得过胃癌。

家族中多人有消化道肿瘤病史（如食管癌、肠癌）。

风险提示：有胃癌家族史的人，患病风险比普通人高 2 ～ 3 倍。

2. 长期胃病患者

慢性萎缩性胃炎（胃镜检查报告写有"肠化生""异型增生"）。

胃溃疡反复发作超过 2 年。

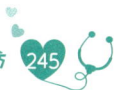

做过胃部分切除术（残胃风险增加）。

胃里长过腺瘤性息肉。

风险提示：萎缩性胃炎伴肠化生属于癌前病变。

3. 幽门螺杆菌阳性不治疗

呼气试验检测值≥ 100。

感染超过 5 年未根除治疗。

风险提示：感染者患胃癌风险增加 3 ～ 6 倍。

4. 饮食习惯高危者

每周吃 3 次以上腌制食品（咸鱼、腊肉、泡菜）。

每日食盐摄入＞ 5 克（相当于 1 啤酒瓶盖的量）。

常年吃烫食（超过 65 摄氏度）。

新鲜蔬果摄入不足（每天＜ 400 克）。

长期吸烟、酗酒者。

5.40 岁以上男性

男性发病率是女性的 2 倍，年龄每增加 10 岁，风险翻 1 倍。

6. 长期接触致癌物

工作在煤矿、橡胶厂、化工厂者，长期暴露于铅、石棉、X 射线等环境者。

如果符合 2 条及 2 条以上高危因素，建议去消化科做个筛查。记住：胃镜筛查的轻微不适，远比晚期治疗的痛苦要轻得多。

查出幽门螺杆菌阳性怎么办

幽门螺杆菌（HP）感染是导致胃癌的重要原因之一，这已经是医学界的共识了。但是，并不是所有感染了幽门螺杆菌的人都会得胃癌，那到底要不要治呢。

这个问题的答案取决于你感染的是哪种类型的幽门螺杆菌。如果说你感染的是一型菌，它能释放毒泡素，这就有致癌风险；二型菌呢，虽然会引起一些不适症状，但它没有致癌的风险。

所以建议大家做一次分型检测，这样我们可以更精准地判断是否需要治疗。如果是一型菌，那我们就得积极治疗；如果是二型菌，你能将它彻底清除当然是最好的，但如果不能完全清除，也不用焦虑。关键是保持健康的生活方式，定期复查胃黏膜状态，确保它没有引起病变就好。

因为幽门螺杆菌是不会自己消失的。如果发现胃黏膜已经有了低级别的瘤变或早期癌症的风险，那这个时候我们就必须采取行动了，不仅要努力清除幽门螺杆菌，甚至可能还需要进行射频消融等进一步治疗，以防止病情恶化。

总之，面对幽门螺杆菌，我们要做到知己知彼，合理选择治疗方法，同时保持良好的生活习惯，这样才能更好地保护我们的胃部健康。

胃到底怕什么

俗话说"十胃九病"，其实很多病是吃出来的。哪些生活习惯会伤胃呢？

胃怕"不守时"。饥一顿、饱一顿，不按时吃饭。

晚餐吃得太饱。有人早餐不吃，中午凑合，晚上"大吃大喝"。这样不仅会影响睡眠，导致肥胖，还会导致胃液分泌过多，长期这样就会导致胃病。

胃怕狼吞虎咽。吃饭的时候狼吞虎咽，食物没经过充分咀嚼就

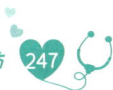

进入胃里，在胃里边停留的时间就延长了，长期这样就会造成胃部的肌肉疲劳，使胃动力下降。

那该怎么办呢？

第一，按时吃饭。到了规定的时间不管肚子饿不饿，都要主动吃一点东西，避免饥一顿、饱一顿。

第二，讲究饮食卫生，饭前洗手，不吃霉变、过期的食物。吃饭采用分餐制，因为分餐可以降低幽门螺杆菌的感染概率。

第三，细嚼慢咽。咀嚼的次数越多，越能减轻胃的负担，对胃黏膜也有保护作用。

第四，合理地规划饮食。建议早餐占每天进食总量的 30%，午餐占 40%，晚餐占 30%。

甲状腺结节需要治疗吗

发现甲状腺结节怎么办？到底是良性还是恶性？有什么预警信号？怎样保护甲状腺？

首先，发现甲状腺结节，没有必要太过于担心。在成年人中，甲状腺结节的患病率在 20% 以上。大部分甲状腺结节是良性的，每半年到一年进行一次随访即可。

有一部分良性结节，如果比较大，你的思想压力比较大，已经影响工作和生活了，或者出现呼吸吞咽困难了，或者肿物位于胸骨后或纵隔，或者合并甲亢，内科治疗无效，那就需要考虑手术。

1. 恶性甲状腺结节，可能会有这些特点

结节形态不规则，边界不清楚。

结节有沙粒样或有钙化。

结节内回声不均匀，出现了低回声或极低回声。

结节呈垂直位生长，纵横比大于1。

结节活动性差。

C-TIRADS分级在4以上，需要进行进一步检查。

你可以根据上述特点，对照一下你的B超报告单，看看是否有这些描述，如果有那就要注意了，一定要去咨询医生怎么处理。

2. 怎么发现甲状腺癌

颈部肿块。

声音嘶哑。甲状腺癌进一步发展，可能会出现声音嘶哑，脖子、喉部疼痛等症状。

淋巴结肿大。中央区是最常见的区域，其次是颈侧区。

呼吸困难，吞咽困难，甚至咯血：由于甲状腺紧挨着气管，肿块比较大，压迫或侵犯到气管、食管的话，会出现呼吸、吞咽困难，甚至咯血。

顽固腹泻。甲状腺髓样癌患者会出现慢性腹泻，病程长达数月或数年，每天排便次数也会增多。

3. 保护甲状腺，做好这几件事

避免过度劳累、精神压力大、抑郁、焦虑等负面情绪。

远离电离辐射。甲状腺是人体内对电离辐射比较敏感的器官，应尽量减少可能会接触到的电离辐射。尤其做CT，拍胸片，照牙片的时候，一定要让医生对你的脖子也做好防护。

适量摄入碘盐。除有特殊要求的人群外，普通人群最好食用加碘盐，但每人每日食盐摄入量不要超过5克。

对镜自查。

对着镜子，头部稍微后仰，露出颈部。

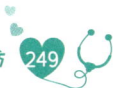

一看。看颈部两侧是否对称、肿大。已经有甲状腺结节的人群，平时可以对着镜子观察结节是否在增大，通常结节长到 2 厘米时，看起来就会比较明显。

二找。找到随着吞咽动作上下活动的甲状腺。

三摸。嘴里含一口水，用手指触摸颈部下方（喉结两侧），水吞下去时，观察有没有小鼓包、小肿块或硬的小结节。

如发现问题，应尽早去医院进行检查。

定期检查甲状腺功能：35 岁后，尤其是女性，可以定期进行甲状腺功能检查和甲状腺彩超检查。

多高的血压算是高血压

理想的血压值应该小于 120/80 毫米汞柱。如果血压在 120/80 ~ 139/89 毫米汞柱，则属于"比正常血压高，但还不算病"的状态。此时通过健康饮食、运动、戒烟、减重等生活方式干预，可防止血压进一步升高。

非同一天测量出 3 次血压 ≥ 140/90 毫米汞柱的情况，就能确诊高血压。这指的是在诊室测量的血压值，如果自己在家测，多次 ≥ 135/85 毫米汞柱就算高血压。

140/90 ~ 159/99 毫米汞柱，属于 1 级高血压。

160/100 ~ 179/109 毫米汞柱，属于 2 级高血压。

180/110 毫米汞柱及以上，属于 3 级高血压。

高血压级数越高，就越危险。无其他疾病的大于 80 岁老人可适当放宽，低于 150/90 毫米汞柱即可，但合并糖尿病、肾病等的老人血压低于 130/80 毫米汞柱才达标。

高血压就要吃降压药吗

你身边有没有这样的父母，得了高血压，做儿女的劝父母吃降压药，父母直接一套三连拒绝"不要！没有！别瞎说！"高血压到底该不该吃药，到底该怎么办呢？

1. 高血压的危害

血压指的是血液对血管壁的侧压力，就像水管里的水对水管内壁造成的压力。血压升高，血管壁不得不承受过高的压力。日积月累，血管壁会受损、老化，让血脂沉积，使血管变脆、变硬，容易破也容易堵。最终它可能引发心血管病、脑血管病、肾病等更严重的疾病。我国 70% 的脑卒中和 50% 的心肌梗死与高血压有关。

目前人们还未找到导致高血压的根本病因，也就没有办法根治。所以治疗高血压的目的不是把它治好，而是平稳控制，预防心脑血管病等发生。据统计，每 7 位高血压患者，只有 1 位的血压得到控制，很多人不知道自己有高血压，而且没有任何症状。

2. 得了高血压怎么办

高血压的患者是要长期服药的，有些需要终身服用。降压药不是抗生素，早用药也不会产生耐药性。越早吃药把血压控制下来，越能有效预防心脑血管病、肾损害等更严重的疾病。降压药不伤肾，患者长期不吃降压药治疗才可能伤肾。

血压降下来就停药或减量，高了再吃药或加量，这样血压忽高忽低，反而更有害。如果有人说某某产品可以代替降压药，或把高血压去根，别信！一定是骗子！保健品或保健食品都不能代替降压药。别人吃了有效的药，你吃了不一定有效，要吃最适合自己的药。

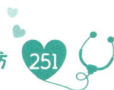

3. 如何选择降压药

别自己拿主意，具体用什么药物需要医生根据病情来决定和调整。在控制血压方面，你能帮医生最大的忙，就是规律服药，定期测量血压并把记录带给医生看。

对于绝大多数患者，只要选对合适的药物，降压药带来的益处远远大于不良反应。

简单给大家介绍常见的降压药物（应遵医嘱，不能自行服用）：

叫"某某地平"的药，长效又安全。

叫"某某洛尔"的药会降低心率，可能更适合高血压合并冠心病、快速心律失常或心衰的患者。

叫"某某普利"或"某某沙坦"的药，可能更适合高血压合并糖尿病、肾病、蛋白尿等患者。

利尿剂（如某某噻嗪等），常与其他药物合用于高血压合并水肿、心衰等的患者。

高血压患者日常应该这样做

高血压在我国的发病率特别高。得了高血压以后光吃药可不行，一定要注意日常的生活和饮食习惯。

饮食要低糖、低盐，每天盐的摄入量最好不超过 5 克，糖和碳水化合物尽量少摄入。在饮食方面要以高膳食纤维、高蛋白饮食为主。以高膳食纤维为主也就是说，我们要多吃蔬菜和含糖量低的水果。然后多吃一些鱼类、肉类、蛋类、奶类、豆制品，还要吃一些粗粮、杂粮、薯类。

一定要控制好体重。体重太大，会影响血压的控制。

要戒烟戒酒，因为烟和酒对降压药物的药效有减低作用，而且酒精还有可能跟降压药物结合，产生不良反应。

要进行适量的运动，如慢跑、骑自行车、跳广场舞，但是要注意运动不要太剧烈。还要注意运动的时间最好不要在早晨，因为早晨的血压比较高，早晨起来心脑血管疾病的发病率也比较高。可选择在下午或者晚上进行适当的锻炼。

要保持心情舒畅。心情不好，血压也会升高。

要保持良好的睡眠习惯，好好睡觉。

应对高血压的六个误区

高血压患者除了控制体重、戒烟限酒、少吃盐，还有哪些需要注意的？以下是 6 个有关高血压的误区，以后别再"踩雷"了。

误区一：高血压没有办法预防

很多人认为高血压有遗传性，所以只要近亲有高血压，就会觉得自己做什么也没用，早晚都会得这个病。这个想法完全是错误的。虽然你的近亲患有高血压，但并不代表你一定会得高血压。健康的生活方式还是可以降低患病风险的。

误区二：低盐饮食就是炒菜少放盐

这只是一方面，我们还要注意少吃一些高盐的调味料，比如说酱油、蚝油等，还要少吃腌肉。一些钠含量高的食品也要少吃。

误区三：高血压没有症状就不用管

血压如果不好好控制，会损伤全身的大小血管，导致心脑血管病变、肾功能异常等，一旦出现了症状，就错过了控制高血压的最佳时机。

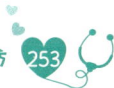

误区四：有症状才是高血压

很多人在高血压早期没有任何症状，甚至不知道自己患有高血压。

其实高血压可以在没有任何症状的时候破坏我们的动脉、心脏等，一旦出现症状，就是心肌梗死、中风等急症，所以高血压又被叫作"沉默的杀手"。

误区五：医生给我量了血压就够了

正常人的血压在一天之内会有波动，更别说高血压患者。医生给你测的只是当时的血压，我们应该自己在家里做好监测记录，然后拿给医生，给医生更全面的信息。但是血压计的质量一定要好，测血压的方法一定要正确。

误区六：血压正常就可以停药了

要记住原发性高血压目前还没有根治的办法，大多数患者需要终身服药。血压正常是药物控制的结果，并不是说你被治好了，一旦停了药，血压很可能就会反弹。有些药物停用还会出现严重的停药反应。所以自己千万不要随便停药，就算给药物减量也需要咨询专业的医生后才可以。

经常吃辣椒能降血压吗

有人视辣为洪水猛兽，有人却顿顿无辣不欢。其实科学数据已经给出了答案：适量吃辣非但不伤身，反而是保护心血管的好帮手！

1. 辣椒里藏着什么宝贝

剥开红彤彤的辣椒外衣，藏着三大护心法宝：

营养军团：每 100 克辣椒含维生素 C 相当于 3 个柠檬，β－胡

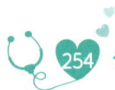

萝卜素比胡萝卜还高 30%，钙含量媲美牛奶。

黄金搭档：辣椒素 + 膳食纤维的组合拳，能改善肠道菌群，减少炎症反应（《中华心血管病杂志》2021 年报道）。

天然降压剂：辣椒素激活 TRPV1 受体，促进钠离子排泄，相当于自带"洗盐"功能。

2. 为什么说辣椒护心

国家心血管病中心 10 年追踪 25 万人的研究发现：每周吃辣 4 次的人，患心血管病风险下降 22%（相当于每天多走 6000 步的效果）。吃辣者日均盐摄入少 2.5 克，血压平均降低 5.3/3.2 毫米汞柱（相当于减重 5 千克的降压效果）。秘密在于辣椒素能促进血管内皮释放一氧化氮，让血管年轻 3 ～ 5 岁（《高血压杂志》实验证实）。

3. 怎么吃辣椒才科学

避开雷区

辣椒酱拌咸菜（钠盐超标组合）。

油炸辣椒配啤酒（热量炸弹）。

推荐搭配

辣椒炒彩椒（维生素 C 翻倍）、辣椒拌木耳（膳食纤维好搭档）。

特殊人群指南

胃溃疡患者：选择甜椒代替尖椒。

痔疮发作期：暂停食用 1 ～ 2 周。

高血压患者：用辣椒代替部分食盐调味。

辣椒就像一把双刃剑，关键在"会吃"。国家指南建议每日鲜辣椒摄入 50 ～ 100 克（约 1 ～ 2 个小米椒），干辣椒不超过 10 克。记住三个"黄金搭配"：配深色蔬菜（促进 β – 胡萝卜素吸收）、配优质蛋白（平衡膳食结构）、配粗粮主食（稳定血糖波动）。

最后提醒：爱吃辣不是放纵的借口！那些火锅里的红油、裹着厚盐的辣条，可不算健康吃辣。真正的护心秘诀，是让辣椒成为均衡膳食的"点睛之笔"，而不是重油重盐的"遮羞布"。下次再有人说吃辣伤身，你可以自信地说："国家指南都支持，科学吃辣更健康！"

这些通血管的方法你还在用吗

1. 输液能通血管吗

"去诊所输液通通血管，把血管冲开，就不会得脑梗了。"你身边有没有这样说的人？

血管可不是水管，不像很多人想象的那样，定期输点活血药，扩张一下血管，疏通疏通，就能够把堵塞的血管打通。

还有人说："即使通不了血管，那输液也能缓解血液黏稠吧？"我们的血液不是像稀饭那样，兑点水就成米汤了。人体具有自我调节机制，多余的水分会通过肾脏等器官排出体外，血液黏稠度会很快恢复到输液前的状态。

所以，如果为了预防心脑血管疾病去输液，不仅不能防病，长期反复静脉输液，反而可能损伤血管，增加静脉炎的发生概率。并且对有出血倾向的患者来说，所谓的"活血药物"还会增加出血风险，严重的会危及生命。

2. 经常按摩血管能不能通血管

如果血管真堵了，按摩、拍打、针灸、拔罐等方法，不仅没用，还可能"帮倒忙"。如腿上有静脉血栓，按摩腿不仅不能消肿，还有可能引起血栓脱落，造成肺栓塞，发生死亡。

3. 多吃醋能疏通血管吗

没用！为什么会有这样的说法呢？由于血管动脉硬化一般会存在钙化的问题，而醋恰恰可以溶化钙质，所以听上去，吃醋能软化血管是非常符合逻辑的。但是你要知道，醋喝下去以后，大多在消化过程中就被中和掉了，并不会穿越流到血管里，也就起不到软化血管的作用，包括我们常说的吃木耳、洋葱，喝红酒等能疏通血管的方法，都是不靠谱的，仅靠"吃"来逆转已经堵塞的血管是不可能的，大家不要盲目相信。

所以千万别再乱用这些"通血管"的方法了。身体不舒服，还是要寻求专业医生的意见！

如何预防血管堵塞

1. 改善饮食习惯

现在很多人是重口味，喜欢吃大油大盐，当时是过瘾了，但对身体不好。想要你的血管健康，平时还是要管住嘴，尽量避开高油、高盐、高糖、高脂肪等重口味的食物，也要少吃富含饱和脂肪酸和反式脂肪酸的食物。像五花肉、猪油、牛油、羊油，以及猪大肠、奶油、奶酪、黄油、椰子油、棕榈油、油炸食品，还有一些蛋糕、饼干等，都是富含饱和脂肪酸的食物，要少吃。反式脂肪酸的食物呢，主要是一些加工过的食品，像一些糕点、饼干、速食面包，膨化食品，速溶咖啡，一些固体饮料中的奶茶、奶精等。

所以我们尽量要多吃一些新鲜的蔬菜水果、鱼类、肉类、蛋类、大豆及坚果类，和一些谷类薯类的食物。

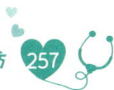

2. 减重

肥胖会增加心血管的风险，尤其是腹型肥胖，因为腹部脂肪更容易释放脂肪酸和炎症介质，导致血液中的血栓形成风险增加。所以体重超标的好好减肥，肚子上肉多的人，一定要减肥。

3. 定期监测"三高"指标

要关注自己的血压、血脂和血糖，尤其上了年纪的人，最好每年都体检一次。如有异常，及时采取控制措施，如饮食调整或者配合医生进行药物治疗等。

4. 戒烟

吸烟会破坏血管内皮的舒张功能，二手烟也是一样，为了家人孩子的健康，也为了自己，最好把烟戒了。

冬天注意保暖。冬天气温比较低，本身就有心血管疾病的朋友尤其要注意，冷空气的刺激可能导致疾病发作。关注天气预报，不要冻着。

5. 保持心情愉悦

经常压力过大，天天心情不好，也会引起血管内膜受损，加速血管老化和变硬。所以，想要血管健康，最简单的方法就是保持愉悦的心情。有研究发现，笑可以释放压力，保护血管内皮，让血液循环更顺畅，所以经常笑一笑吧。

总的来说，要想预防血管堵塞，就要养成良好的生活习惯：少熬夜，注意休息，适当运动，不吸烟，少喝酒，控制体重，控制"三高"，适当运动，天天要开心！如果血管真堵了，那纠正生活方式是不够的，该吃药的吃药，该做手术的做手术，一定要配合治疗。

让你的血管堵得慢一些

"为啥体检报告上低密度脂蛋白3.6说有斑块风险，3.4就没事？数值就差0.2，真有这么大差别吗？"这个问题特别有代表性，咱们用存钱罐来比喻，把这事说清楚。

1."胆固醇存款总量"

想象你的血管是个存钱罐，胆固醇就是每天往里面存的硬币。这个罐子有个隐藏的"危险水位线"，存满就会暴发心肌梗死、脑梗死等疾病。每个人罐子大小不同，但共同点是——存得越快，越早装满。

这里有个关键概念叫"胆固醇存款总量"，就像你往罐子里存钱的速度 × 存钱时间：

甲先生：前30天每天存4.9元，后30天控制到每天存2.6元。

总存款 =（4.9+2.6）÷ 2 × 60 天 =3.75 × 60=225 元。

乙先生：60 天都每天存 4.3 元。

总存款 =4.3 × 60=258 元。

虽然甲先生有个月存得特别多，但总体存款反而更少。这就是为什么持续控制更重要！

理解了这个原理，就能明白一个关键点：

单次检测值高 ≠ 患病风险。

偶尔测出高值不用过度恐慌，但长期超标要警惕。

2. 健康人没有"安全线"，越低越好

低密度脂蛋白（LDL）3.4 确实比 3.6 好，2.6 又比 3.4 好。就像存钱速度越慢，罐子存满的时间就越晚。但控制手段（如药物）要考虑不良反应，需医生评估利弊。

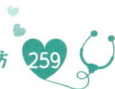

3.年龄决定控制策略

年轻人：像刚启用的存钱罐，即使短期存钱快，离满罐还早，但要趁早养成"少存钱"的习惯。

中老年人：罐子已经存了大半，这时候稍不注意就会"爆罐"，需要更严格的控制标准。

医生要求支架术后患者低密度脂蛋白控制在 1.8 以下，那 1.9 行不行？这就像你的存钱罐只剩最后 1% 空间，哪怕每天多存 1 分钱，都可能成为"压垮骆驼的最后一根稻草"。

4.关于低密度脂蛋白的建议

20+ 人群：保持低密度脂蛋白＜ 3.4。

40+ 人群：建议控制低密度脂蛋白＜ 2.6。

已有心血管疾病的：严格控制低密度脂蛋白＜ 1.8。

（具体标准须遵医嘱）

记住：控制胆固醇就像管理健康账户，越早开始科学"理财"，晚年就能越多享受"健康利息"。下次体检看到指标波动，就知道该怎么做了吧？

查出脂肪肝，应该这样做

脂肪肝，简单地说就是肝脏里的脂肪超标了。也就是如果你肝上的脂肪超过肝重量的 5% 或者更高，就被称为脂肪肝。

人们很多时候是体检才发现自己得脂肪肝了，尤其轻度脂肪肝一般没有明显的症状，不痒不痛，没有什么不舒服，所以很多人也不当回事。但是我们的肝脏没有你想得那么坚强。研究显示，酒精性脂肪肝患者，如果继续饮酒，可发展为酒精性肝炎，持续饮酒者

40% 进展为肝硬化，发生酒精性肝硬化后仍持续饮酒 5 年，死亡率达 85%；非酒精性脂肪肝患者中，若为单纯性脂肪肝，预后相对较好，但若不及时治疗，可发展为脂肪性肝炎，脂肪性肝炎 10 年内肝硬化的发生率高达 25%，还有一些可能会一步步发展成肝癌。所以还是要劝大家对待脂肪肝不要太佛系。

其实大多数脂肪肝的治疗不是在医院，也不是靠医生，主要靠自己。那具体怎么做呢？

戒酒

因为酒精在肝脏代谢，喝酒会损害肝脏，很多人知道这点但是就是做不到。不过想要逆转脂肪肝，必须远离酒精！

改变饮食习惯

脂肪肝跟平时的饮食关系很密切，如果你经常吃一些高脂、高糖、高碳水化合物的食物，就容易得脂肪肝。所以少吃这类东西，还有一些零食，如奶茶、辣条等这样的食品，能不吃最好不吃。但是也不能一味地吃素，吃不好说不定还会加重脂肪肝，所以要荤素搭配，注意营养均衡。

减肥

体重超重的人一定要减肥，这对于逆转脂肪肝很有效，但注意要循序渐进地减，如果过度节食，过快地减肥，可能会因为运输脂质的蛋白供应不足，脂肪代谢出现紊乱，反而可能加重脂质在肝脏的堆积。

不要乱吃药

有些宣传可以治疗脂肪肝的保健品要慎用，很可能是虚假宣传，一定要在医生的指导下合理应用药物。

管住嘴迈开腿，适当锻炼

散步，打太极拳，游泳，打球，都是很有好处的。

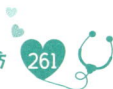

治疗脂肪肝并不难，真正困难的是你有没有改变生活习惯的决心，所以从现在开始，纠正不良的生活习惯，让我们重新回到健康状态。

不去医院，自己也能判断是不是高血脂

1. 老年人不去医院怎么判断自己有没有高血脂

腿麻、发凉，小腿抽筋，这可能不是因为缺钙引起的，有可能是长期血脂偏高，多余的胆固醇不能及时排出去引起的。所以有些高血脂的老年人走路一瘸一拐的。

有些高血脂的老年人，会有犯困、头晕的情况，尤其是早晨起床后头昏脑涨，吃完早饭就好多了。

有些老年人看东西会时不时地模糊几秒，揉揉眼睛就又能看清了。这可能是你的甘油三酯太多了，导致血流减慢，进而影响了视力。

看看你的眼皮上、胳膊肘、脚后跟，有没有差不多大米粒大小的黄色瘤，不疼也不痒的。

如果你有以上这几种情况，要引起重视，去医院查有没有血脂增高。

2. 血脂六项检查

总胆固醇（TC）。

甘油三酯（TG）。

高密度脂蛋白胆固醇（HDL-C）。

低密度脂蛋白胆固醇（LDL-C）。

载脂蛋白 A（ApoA）。

载脂蛋白 B（ApoB）。

3. 科学降脂

如果你确实血脂高了，该怎么办呢？也要科学降脂。

管住嘴。每顿饭吃个八分饱就够了，在原来饭量的基础上，减少米面的摄入，可以多吃些高膳食纤维的食物。另外少吃肥肉、动物内脏、油炸的这些高脂肪含量的食物。炒菜的油也不要放太多，每天最好控制在 20 ～ 25 克。最好用一些植物油来代替动物油、棕榈油等。不要吃含有反式脂肪酸的氢化植物油等。

适量运动。在力所能及的范围内，进行快走、慢跑、跳广场舞、打门球等运动。每次锻炼 20 ～ 30 分钟就有利于血脂的下降。

戒烟限酒。抽烟的危害大家都知道，即使你不抽烟也尽量避免吸入二手烟。如果你本来甘油三酯就高，如果再喝酒，会让你更高。所以还是要限制饮酒。

好的睡眠很重要，别熬夜，不然会诱发脂代谢紊乱等问题。

对于已经长期高血脂的老年人来说，只靠饮食和锻炼可能已经无法保证血脂达标了，这就要在医生的指导下合理使用一些降脂药。并且一定要听医生的：按时按量，别随意增减，或者觉得好了就自己把药停了。

血脂高一点点，需要吃药吗

血脂只高一点点，用不用吃药呢？其实，这个问题挺常见的，咱们先了解一下低密度脂蛋白胆固醇（LDL-C）的正常范围：

理想水平：小于每升 2.6 毫摩尔。

合适水平：小于每升 3.4 毫摩尔。

临界水平：在每升 3.4 ～ 4.1 毫摩尔。

高风险水平：大于每升 4.1 毫摩尔。

要不要吃药，得看你属于哪种情况。

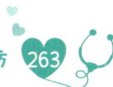

如果你不吸烟，血压、血糖正常，也没有心血管病家族史，饮食健康，平时还经常运动。

如果低密度脂蛋白胆固醇在每升 3.4 ～ 4.9 毫摩尔，可以先试试生活方式的调整，观察 3 个月后再复查。如果低密度脂蛋白胆固醇还是高于每升 3.4 毫摩尔，再考虑吃药。

如果你是心血管病风险中危人群，举个例子：偶尔吸烟，血压、血糖有轻度升高，有高血压或糖尿病家族史，饮食和运动习惯一般（包括但不限于）。通常建议低密度脂蛋白胆固醇最好在每升 2.6 毫摩尔以下。如果在每升 2.6 ～ 3.4 毫摩尔，建议先试试生活方式调整，观察 3 个月后再复查。如果低密度脂蛋白胆固醇还是高于每升 2.6 毫摩尔，再考虑吃药。

心血管病风险高危人群是指，已经有多个心血管病风险因素，有高血压、高血脂、高血糖，还肥胖，还有多个心血管病家族史，更别说还有不良的生活习惯。你就要把你的低密度脂蛋白胆固醇控制在每升 1.8 毫摩尔以下，如果低密度脂蛋白胆固醇高于每升 1.8 毫摩尔，通常就建议开始吃药了。

想通过生活方式调整血脂，该怎么做呢？

低脂饮食：少吃肥肉和油炸食品，多吃橄榄油、坚果等健康脂肪。

高纤维饮食：多吃蔬菜、水果、全谷物。

低糖饮食：少吃甜食和含糖饮料。

定期运动：每周至少运动 150 分钟，如快走、慢跑、游泳。

力量训练：每周 2 ～ 3 次的力量训练。

健康体重：保持 BMI 在 18.5 ～ 24.9。

戒烟：别抽烟，也远离二手烟。

限酒：尽量别喝酒，如果戒不掉，小酌一杯没问题，别喝多了。

定期复查：每 3 ～ 6 个月复查一次血脂，看看效果。

全面检查：定期做全面体检，包括血压、血糖等，评估心血管健康。

如果经过三个月的生活方式调整，低密度脂蛋白胆固醇还是高，那就得考虑吃药了。

首选他汀类药物。

他汀类药物：如阿托伐他汀和瑞舒伐他汀，是常用的降脂药，不良反应相对小。

监测不良反应。

第一个月复查：刚开始吃药的第一个月，要复查肝功能、肾功能、肌酸激酶、血糖和血脂。

不良反应处理：如果出现明显的不良反应，如肝酶升高 3 倍以上或肌酸激酶明显升高，要停药并换其他药。

个体化治疗

每个人的情况不同，是否需要吃药还得医生根据具体情况来判断。如果你不确定，建议咨询专业医生。

血脂达标了，还继续吃药吗

血脂高，吃了他汀血脂达标了能停药吗？长期吃他汀是不是对肝肾不好？这些都是困扰很多人的问题。

吃他汀的人都知道，他汀主要是降低我们人体那些坏胆固醇指标的，也就是低密度脂蛋白胆固醇。那么停药后低密度脂蛋白胆固醇会反弹吗？少数身体底子好、吃药时又严格调整生活方式的人，停药后可能长时间维持血脂正常，但多数人在几周到几个月后，血

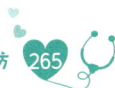

脂又会反弹。有研究表明，2 型糖尿病合并低密度脂蛋白胆固醇升高的患者，停他汀后 80% 左右很快反弹。而且血脂反弹后，又会损害血管，增加心脑血管病和死亡风险。心肌梗死的人擅自停他汀，一年内死亡率明显升高。所以说，多数人停药后低密度脂蛋白胆固醇会反弹。

1. 长期吃他汀安全吗

少数吃他汀的人会有肝脏损害，转氨酶升高，还有人会肌肉损伤，肌肉疼，肌酸激酶升高。但不是一有肝和肌肉损害就得停药，得看损害程度，超过一定范围医生才会建议换药。也有人吃他汀后血糖会轻微升高，但研究认为吃他汀的好处大于血糖升高的风险，不用太担心。还有人担心吃他汀会得阿尔茨海默病，目前无证据表明两者有关，反而低密度脂蛋白胆固醇高会对脑血管不好。吃他汀能保护脑血管，降低中风风险，对大脑健康有好处。总体来说，他汀用了几十年，多数人耐受性好，严重不良反应少见，整体安全，没长期风险（少数不耐受的人需警惕不良反应）。

2. 哪三种人可以停药

第一类，既没有心脑血管病，也没有高危因素（家族史、糖尿病、高血压、肥胖、吸烟等），单纯血脂高的人。血脂达标后，在严格饮食控制、增加运动、减重的基础上，可以试着停药，但 3 ～ 6 个月后一定得复查。

第二类，不耐受他汀的人，如过敏、头痛、肌肉酸痛严重，或者转氨酶升高超 3 倍、肌酸激酶升高超 5 倍，得赶紧看医生，可能得换药。

第三类，孕期和哺乳期的女性，怕药物影响孩子发育，建议停药。

甘油三酯高，怎么吃能降脂

甘油三酯受饮食的影响很大。比如，今天晚上多吃几块红烧肉，明天上午一量，甘油三酯肯定高，不吃，它可能就不高了。所以甘油三酯高了，要在意，但不用那么紧张。怎么吃才健康呢？

三大要点：避免饱和脂肪酸、高碳水化合物、饮酒

什么是饱和脂肪酸？肥肉、猪油、鸡皮、猪大肠等，这些东西里面饱和脂肪酸较多，你就得少吃，但是坚果这种虽然看起来很油，却含的是不饱和脂肪酸，可以吃。

什么是高碳水化合物？巧克力、糖、精制米面这些就是高碳水化合物。你只要拿糙米、红薯、土豆儿、玉米当主食就行。

为什么要戒酒？因为酒精会干扰甘油三酯的代谢，把甘油三酯都赶到血里面去。

做到这三点，哪怕不运动，也有可能把甘油三酯降下去不少。

当然，确实也有一部分人，他的血脂代谢就是先天的基因不好，如果你做到了上面说的这些，仍然甘油三酯高，那就该看医生看医生，该吃药吃药。

逆转动脉斑块可以试试这样做

知道你为什么会中风吗？我们的颈动脉是从心脏向大脑供血的主要血管，如果你有颈动脉斑块就会增加中风的风险。那有了斑块怎么办呢？告诉大家 4 个控制斑块的办法，每一点都很重要。

第一点：抗炎

动脉斑块的形成和慢性炎症有很大关系。因为斑块里不仅有脂

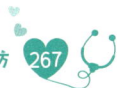

质，还有很多炎症细胞。所以，抗炎非常重要。怎么抗呢？

减肥：因为肥胖者的脂肪组织会产生大量的炎症因子，如肿瘤坏死因子-α（TNF-α）、白细胞介素-6（IL-6）和C反应蛋白（CRP）。这些炎症因子会促进血管内皮损伤和炎症反应，加速斑块的形成和发展，影响全身的血管健康。总之，超重的要减肥。

不抽烟：抽烟会损伤血管内膜，脂质成分就很容易进到血管壁内引发炎症，增加斑块形成的风险。

多运动：运动是抗炎的好方法。

饮食调整：少吃精制碳水化合物、红肉、加工肉类、饱和脂肪酸和反式脂肪酸，多吃水果、蔬菜、全谷物、鱼类、坚果和豆制品。

第二点：降脂

有研究表明，低密度脂蛋白胆固醇降得越多，斑块逆转越明显。降脂是逆转斑块的关键。如果斑块不稳定或血管狭窄超过50%，建议用他汀类药物，把低密度脂蛋白胆固醇降到每升1.8毫摩尔以下。

第三点：降压

血压是血流对血管壁的冲击力，高血压会加重血管损伤。如果能耐受，尽量把血压控制在130/80毫米汞柱以内。

第四点：控糖

高血糖也会引起血管壁的慢性炎症反应。让糖化血红蛋白小于7.0。

斑块不是在血管壁上，而在血管壁内的，最怕破。所以我们要抗炎、降脂、降压、控糖。让斑块稳定，不破裂。虽然长斑块是人衰老的一部分，但我们可以延缓这个过程，不要把所有希望都寄托在吃药上，良好的生活方式是健康的基础。

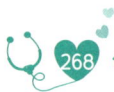

怎样提前发现心肌梗死

你知道吗？心肌梗死并不是无声无息突然发生的。实际上，大多数心肌梗死会在不同阶段向我们发出预警信号，你一定要学会识别，可以提前发现心肌梗死，以免出现更严重的后果。

心肌梗死在发病前一个月，就或多或少地出现一些症状。

比如，与之前相比，体力下降，觉得身体有持续的疲劳感，失眠、心悸、胸闷或胸痛、呼吸急促等；上两三层楼、跑一两百米，就感觉嗓子发紧、胸闷、大汗淋漓。这些症状并不一定意味着要发生猝死，但他们是身体发出的警告，提示我们需要关注自己的健康状况，并采取相应的措施。如注意规律的作息、合理的饮食、定期体检等，特别是心脏和血管的检查。

在发病前 1 周

有些患者可能会出现更为明显的身体不适，如严重的胸痛、胸闷、牙疼、肩膀疼、后背疼、腹痛、乏力、呼吸困难、大量出汗等迹象。这些症状可能是心脏严重受损或心血管事件即将发生的信号。

如果出现这些症状，应立即拨打急救电话并前往医院接受治疗。同时，要避免独自外出或进行高风险的活动。

在发病前 1 小时

上述症状出现的频率和程度加重，如剧烈胸痛、呼吸困难、心律失常等。这时候是阻止心肌梗死的最后机会。

这个时候时间就是生命。如果家里有人，让家人马上打 120。如果是自己在家，打电话给最亲近的人，让他帮忙打 120。可以打开家门，停止一切活动，等待救援。一定不要自己开车去医院。

尽管心肌梗死发病急、病情重，但我们学会辨别，及时发现，

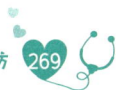

就能大大降低死亡风险。

怎样识别中风信号

大脑就像 24 小时运转的指挥中心，当供血血管突然堵塞（缺血性脑卒中）或破裂（出血性脑卒中），身体就会发出警报。很多人在中风前身体都有明显的信号，如果你不会识别，就会错过黄金抢救期。当中风发作时，抓住黄金 4.5 小时，就能救命。

1. "120" 识别法：老百姓的救命密码

这套由中国卒中学会推广的简易法则，把专业医学术语变成三个动作：

"1" 看 1 张脸

看嘴角是否歪斜。让患者咧嘴笑或龇牙，观察是否出现嘴角歪斜的情况。有些人因单侧控制失灵，会有流口水的现象。还可以观察鼻唇沟是否变浅：健康侧有明显法令纹，生病侧像被熨平，没有皱纹。

"2" 查 2 只胳膊

让患者闭眼平举双臂，10 秒内会出现一侧手臂下垂的现象，或者手掌外翻，病侧手指无法并拢，像鸡爪状，或者无法摸到对侧耳朵，丧失空间感，像喝醉酒找不准位置。

"0" 聆听说话

让患者重复简单句子：如"今天天气不错"。如果说话含糊、大舌头，像含着核桃发音；词不达意，把"手机"说成"手雷"；完全失语，嘴唇翕动却发不出声音，立即拨打 120！千万不要抱着侥幸心理，觉得等等就好了。我国每分钟有 8 人发生脑卒中，但仅 12% 能在黄金 4.5 小时内到达医院。这三步检测只需 1 分钟，却是决定生死的关键。

特别注意：约20%患者会出现非典型症状，如突发视力障碍：眼前发黑、重影，持续数分钟；剧烈眩晕，感觉天旋地转，伴恶心呕吐；认知混乱，突然不认识家人或常用物品等。

2. 急救四要四不要

四要

要记录发病时间：手机设置倒计时（决定能否用阿替普酶溶栓）。

要保持侧卧位：防止呕吐物窒息（像婴儿拍嗝的姿势）。

要解开衣领：确保呼吸通畅（但不要随意搬动头部）。

要带病历和药盒：帮助医生快速判断基础疾病。

四不要

不要喂食喂水：呛咳可能引发肺炎（即使患者说口渴）。

不要自行用药：脑出血患者吃阿司匹林会雪上加霜。

不要掐人中：可能加重颈部损伤。

不要自驾去医院：救护车能提前启动绿色通道。

记住：脑细胞每分钟死亡190万个，但正确识别就能按下暂停键。把"120"识别法教给家人，关键时刻，这三个数字比任何保命符都管用。

脑梗死，警惕五大不良生活习惯

1. 藏在饭碗里的隐形杀手

盐罐子里的血管危机

有数据显示，一些北方人均每天吃掉18克盐，足足比推荐量的3倍还多！这些盐分让血液变成"腌咸菜"的卤水，硬生生把血压"腌"

到爆表。体检时做个 24 小时尿钠检测就能知道你平时吃的盐是否超标：超过 100 毫摩尔 / 升，就该把盐罐子管起来了。应该怎么办？

改用低钠盐，咸味不减更健康。

多吃鲜味食材：香菇、海带、番茄。

腌菜要吃刚腌的：腌制 3 天内的泡菜亚硝酸盐含量最低。

饭桌上的酒精陷阱

酒精就像血管里的隐形"砂纸"，每天打磨着血管内膜。数据显示，每天 2 两白酒，中风风险增加 35%。更可怕的是，酒精会"偷走"体内的叶酸，让同型半胱氨酸水平飙升——这是脑梗死的"超级加速器"。

2. 被忽视的体检警报

沉默的血液杀手——同型半胱氨酸

这个拗口的名词其实是血管的"晴雨表"。血液中的同型半胱氨酸超过每升 15 微摩尔，就像是血管里被倒进了硫酸，它会与高血压狼狈为奸，形成"H 型高血压"，使人罹患脑梗死的风险飙升 12 倍。

缺乏叶酸

北方人爱吃腌菜的生活习惯，容易导致很多人缺乏叶酸。食补叶酸的方法如下：

深绿色蔬菜：菠菜、油菜每天 250 克。

豆类家族：鹰嘴豆、黑豆每周 3 次。

动物肝脏：每月 2 次，每次巴掌大。

心脏乱跳的定时炸弹——房颤

有人总说"心慌得像揣了兔子"，这就是房颤的典型症状。这种不规则心跳会让心房形成血栓，随时可能冲进脑血管。建议 40 岁以上人群每年做动态心电图，心脏彩超发现心房扩大更要警惕。

护心三件套：

含镁食物：南瓜子、杏仁当零食。

ω-3 脂肪酸：每周吃 3 次深海鱼。

钾元素补给：香蕉、土豆、紫菜轮流吃。

3. 改变从掐灭烟头开始

一支烟的连锁反应

每吸一口烟都会让血管痉挛 30 分钟。更可怕的是，二手烟会让家人中风风险增加 30%。研究发现，戒烟 1 年，患冠心病的风险就能减半！

戒烟四部曲

晨起喝杯蜂蜜水缓解烟瘾。

随身带薄荷糖替代夹烟动作。

用握力器代替夹烟的手指记忆。

把买烟钱存起来，年底奖励自己体检。

4. 预防胜于治疗

这些藏在日常习惯里的血管危机，其实通过基础体检就能发现端倪。建议每年必查"血管健康四件套"：血压、血脂、同型半胱氨酸、颈动脉超声。记住：血管年轻 1 岁，寿命延长 2 年！

健康不是突击任务，而是藏在每顿饭的选择里。从今天开始，让我们用一日三餐守护血管，用健康习惯改写生命剧本——毕竟，金贵的不是医院里的进口药，而是咱们碗里那口家常饭。

糖尿病治疗常见的五个误区，你中招了吗

糖尿病是我国高发的慢性疾病。下面这些误区很多人不知道。

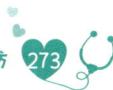

误区一：饮食控制和运动锻炼太随意

有的人认为糖尿病治疗，吃药就好，这是错的。糖尿病患者不仅要控制饮食，还要配合运动，才能有良好的治疗效果。有的人认为饮食控制就是少吃、不吃主食。这也是错的。我们在限制食物的总热量的同时，要保持营养平稳。如果过度节食，容易引起营养不良，还会诱发低血糖，而低血糖还可能引起血糖的反跳性升高，没法让血糖平稳。还有的人认为"无糖食品"可以随便吃，不会升高血糖。大错特错！像一些无糖饼干、无糖藕粉，虽然无糖或少糖，但仍含有很多淀粉，如果吃太多，血糖一样会升高。

误区二：相信有药能根治糖尿病

不管是偏方还是祖传秘方，目前都没有能根治糖尿病的方法。别随便抛弃正规的治疗方案，小心得不偿失。

误区三：拒绝药物治疗，尤其是胰岛素

糖尿病是慢性疾病，需要终身治疗。一些刚刚被诊断为糖尿病的糖友可能很难接受，不愿意用药降糖，希望只通过饮食和运动来控制血糖。这种想法是不对的。糖尿病的任何阶段都需要通过口服降糖药或胰岛素来强化降糖治疗，这样才能有助于延缓和避免并发症的出现。

如果在接受一段时间的药物治疗后，血糖控制得还不错，可以在医生的指导下减药甚至停药，然后通过饮食和运动控制血糖。但是要记住，必须坚持监测血糖，发现血糖不稳，要及时复诊。

误区四：急于降糖，频繁换药

很多糖友为了血糖降得快，吃药没几天，要么随意加量，要么加用其他降糖药。这种做法很危险，容易出现矫枉过正，引起低血糖，甚至出现低血糖昏迷。要知道，有些降糖药物服用半个月到1

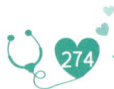

个月才会达到最好的降糖效果。所以，服药要在医生的指导下进行。

误区五：认为血糖越低越好

很多糖友只关注高血糖，却忽视低血糖的危害，认为血糖越低越好。其实，低血糖的危害有可能高于高血糖，尤其对于老年糖友来说。

什么是低血糖？就是血糖低于每升 2.8 毫摩尔。经常发生低血糖的糖友，大脑和心脏都会受影响，甚至诱发心肌梗死、脑卒中等急症。所以，血糖并不是越低越好，应该谨遵医嘱。

特别提醒

血糖降至正常后，别擅自停药。糖尿病目前无法根治。血糖恢复正常，并不代表糖尿病痊愈。如果擅自停药，容易引起高血糖的反复和病情的恶化，到时再恢复原来的药物和剂量进行治疗，往往效果就不好了，反而要加大剂量或需要多种降糖药物、胰岛素进行联合治疗，给糖友带来更大的负担。

得了 2 型糖尿病该怎么办

得了 2 型糖尿病到底该怎么办呢？这不仅跟糖尿病患者有关，还跟每个人都有关系。

合理用药，定期复查

首先要听医生的话，按时用药，监测血糖，按时复查，而且要筛查肾病、眼病这些糖尿病的常见并发症。

少食多餐，要吃好

少油少盐，多吃蔬菜，定时进餐。主食最好每餐不要超过二两，

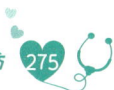

搭配粗粮杂粮，还有乳制品，增加一两豆制品，可以减少一两肉类。

选对蔬果

黄瓜、冬瓜、芹菜、苦瓜、番茄这些都是菜篮子里的降糖能手。有些水果对糖尿病患者还是比较友好的，如木瓜、桃子、樱桃等。草莓虽然甜，但是含糖量真不算高，还有苹果，物美价廉。有些感觉不是很甜却对血糖影响很大的水果，如山楂、香蕉、鲜枣、菠萝，糖尿病患者最好不要吃。如果你一天吃一个 150～250 克的苹果，差不多就够了。吃水果，最好选两顿饭之间吃，不要跟饭一起吃，要少吃那些熟透的，因为糖分太高了。如果你近期血糖波动太大的话，建议还是忍一忍，先别随便吃水果。

户外活动要趁早

如果你血糖稳定，一定要多运动，每周至少有五天，每天半个小时以上的中等强度的运动，如快走、打太极拳、骑车、打乒乓球、打羽毛球这些都很好。

健康体重要保持住。如果你比较胖，超重了，建议按照 3～6 个月减重 5%～10% 的速度减重，不要一下子减太多，要循序渐进。如果你比较瘦，就要适量地提高营养，增加体重了。

静脉曲张不能不管

你低头看看你的小腿上有没有凸起来的血管？有些人小腿上可能还会青筋密布，就像是蚯蚓一团一团的。这说明你已经有静脉曲张了。

这种病一旦出现苗头，如果你放任不管，它是不会自愈或减轻的，那些凸起来的血管只会越来越粗，越来越明显。更糟心的是——因为血液循环不断变差，局部的血液供应受影响，所以走路一久就会酸胀难受，发展到最后还可能会烂腿，也就是我们俗称的"老烂腿"。

有静脉曲张该怎么办

初期的时候，静脉曲张不痛不痒，在腿上会出现一些蜘蛛网状的凸起，或者一些青紫色的红血丝，严重些的会变成青筋凸起。这个时候可以在医生的指导下，或者去正规医疗器械店选择适合自己的医用弹力袜，早期使用可以促进血液回流，减缓病程的发展，这是很有必要的。另外，可以在医生的指导下用药物缓解症状。

平时注意这几点

不要久站。如果连续上课或者站立工作，休息的时候勤抬高并伸直双腿，或者坐下来休息一会儿。

不要久坐。坐着时双腿要平行，避免跷二郎腿，每隔1小时就起来活动活动。

懂得吃。戒烟、戒酒，均衡饮食，荤素搭配，多吃新鲜蔬菜和水果。

别太胖。超重会使腿部静脉负担增加，血液回流不畅。所以要注意控制体重。

如果你的静脉曲张已经发展到下肢出现水肿，在腿上出现了色素沉着、湿疹、皮肤硬化，甚至出现了溃疡，那医生很可能就建议你通过手术来治疗了。现在临床上有微创手术，恢复比较快、创伤小、住院时间也比较短。关键是千万别信什么偏方，比如说放血，没有相应的科学依据，还可能因为你的皮肤营养不好，导致皮肤伤口不愈合，甚至形成溃疡，带来不必要的痛苦。所以一定要到正规医院的血管外科进行专业诊治。

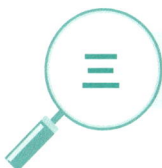

三 科学用药

保健品一定能保健吗

"增强免疫力""延缓衰老"……很多人在选购保健品的时候，看到这样诱人的标签，是不是就心动了？很多人也会觉得："反正没病吃点保健品预防一下也好。"但我要提醒大家，保健品是不能代替药品治病的！

保健品的作用主要是补充营养、调节身体机能，比如维生素片可以帮助补充日常饮食中可能缺乏的营养素。但是，如果您已经患有疾病，那么必须依靠医生开的药物进行治疗，而不是依赖保健品。因为保健品没有经过严格的临床试验，无法像药品那样确保疗效。所以，生病了还是要找专业医生，不要轻信保健品能够治大病。

虽然大多数正规生产的保健品在正常剂量下是相对安全的，但这并不意味着它们完全没有风险。比如说，有些保健品含有特定成分，如果过量服用可能会导致不良反应。像某些含有人参、鹿茸等的滋补品，如果长期大量食用，反而可能引起上火、失眠等问题。另外，还有一些所谓的"神奇"保健品，"能治百病"的保健品，根本没有经过国家相关部门的审批，质量难以保证，更谈不上安全性了。所以，即使是保健品，也不能盲目服用，一定要按照说明书或咨询专业人士。

怎么辨别是保健品还是药品呢？只要记住一个关键点。

正规药品会有"国药准字"的标识，其格式为：国药准字 +1 位字母 +8 位数字，如"国药准字 H××××××××"。字母"H"代表化学药品，"Z"代表中药，"S"代表生物制品。而保健品则有一个特殊的标志——"蓝帽子"，也就是保健食品特有的标识："国食健字 G××××××××"或"国食健字 J××××××××"，其中"G"表示国产，"J"表示进口。

输液肯定比吃药好得快吗

"输液肯定比吃药好得快！"你是不是也这样觉得？尤其很多人生病了难受，总想让医生给输液，想快点好。其实医生跟你想的一样，都想让你的病快点好，但是用药可大有讲究。

首先要知道，现在很多口服药做得已经很先进了，像那些缓释片、肠溶片，吃下去能在身体里慢慢发挥作用，血药浓度稳稳当当的，好多慢性的或者不太急的病，吃口服药就行。而且口服药方便，在家就能吃，不用老去医院折腾。要是您这病急一点，需要快点起效，那可以考虑肌内注射。肌内注射能让药直接进入血液循环，比口服快，但它也有点小麻烦，像打针的地方可能会疼，还可能长硬结。至于输液，那是给病情危重的或者急需让药物马上在身体里达到高浓度的人准备的。输液虽然能让药物百分百利用，迅速到该去的地方起作用，但它成本高、风险大！长时间输液还容易有并发症，所以这输液啊，如果不是医生建议可别轻易选。

另外像抗生素、抗真菌药、抗病毒药，一定要听医生的，不能

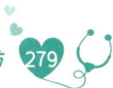

乱用。比如病毒感染引起的感冒、流感，如果没有细菌合并感染就别用抗生素，医生让咋吃就咋吃，也别自己随便加量、减量或者停药，就算感觉病好了，也得按疗程吃完，不然病菌没除干净，容易复发，还会让病菌变得耐药。

总之，合理用药既能保证咱的病能治好，又能减少那些不舒服的不良反应，对预防病菌耐药也有帮助，还能给咱省不少医疗费用呢！大家记住这些知识，以后看病用药心里就有底啦！

通过药名长知识

感冒药里有"麻"字的，通常都有收缩血管的功能，可能会导致血压升高。高血压患者应慎用。

感冒药里有"敏""扑""苯"之类的，通常会让人犯困，开车的人最好别吃。

一些止咳药或感冒药里有"美"字的，慢性支气管哮喘患者不建议吃。

中成药药名有"解毒"两个字的不建议长期吃。

如果生病了，我建议大家去医院咨询专业医生，不要盲目用药。

这些常用药，千万不要一起吃

下面这些常用药千万不要一起吃，弄不好会有生命危险。

感冒药加退烧药加镇痛药，它们三个一起吃的话，容易引起肝损伤，严重的还会导致急性肝衰竭。

藿香正气水和头孢类抗生素不要一起吃，否则容易引起中毒，严重的时候，也能诱发急性肝衰竭。

阿司匹林和银杏叶类的药物也不能一起吃，否则容易引起出血，特别是手术以后，会增加出血风险。

全国每年有 250 万的患者因为吃错药导致身体受损，有 20 万人死于吃错药。所以，在吃药之前一定要问医生，不要自己随便吃药。

阿司匹林，你会吃吗

百年老药阿司匹林，很多人都吃错了！有人说，不就吃个药吗？还能吃错？要知道，阿司匹林是个"大家族"，有很多种剂型，就拿我们平时常用的阿司匹林片和阿司匹林肠溶片来说，到底是应该饭前吃还是饭后吃？

阿司匹林口服对我们的胃有一定的刺激，胃黏膜容易损伤，甚至造成胃溃疡、胃出血，所以阿司匹林片适合餐后服用。但餐后服用又会抵消一部分药效，所以就有了阿司匹林肠溶片。因为它在胃酸中不会溶解，只有到肠道的碱性环境才会溶解，而且如果饭后再吃，药在胃里滞留的时间会延长，导致一部分药物从包膜中释放出来，刺激胃黏膜。所以吃阿司匹林肠溶片可以饭前吃，但记住，不要掰开或嚼碎，不然对胃还是有刺激。

特别提醒 如果是阿司匹林肠溶缓释片，也要饭后再吃。

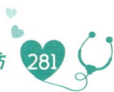

四　皮肤健康管理

得了带状疱疹怎么办

有种皮肤病比生孩子还痛，关键还会传染！它就是带状疱疹，也叫腰缠龙、蛇胆疮等。有些人长在腰上，有些人长在头上，甚至长在眼上、耳朵上。真是想想就疼。因为这种痛不仅是皮肤表面痛，会沿着你的神经引发更深层地痛。通常在我们过度劳累，紧张焦虑，熬夜等身体免疫力下降的情况下，会把带状疱疹给诱发出来。

一旦出现带状疱疹，可以采取抗病毒药物治疗，像阿昔洛韦（肾功能不全者慎用）、伐昔洛韦等，最好是在 72 小时之内，把针对带状疱疹的抗病毒药物给吃上，可以加上营养神经的维生素 B_1、维生素 B_{12}、甲钴胺等，还有止疼的药物。带状疱疹最常见的后遗症就是神经痛，且常见于年龄较大的患者。建议在专业医生指导下使用糖皮质激素冲击疗法，减轻症状。

外用的话以干燥、消炎为主。如果疱疹没有破，可以用炉甘石洗剂、阿昔洛韦乳膏；如果疱疹破溃，可酌情用 3% 硼酸溶液或 1∶5 000 呋喃西林溶液湿敷，或外用 0.5% 新霉素软膏或 2% 莫匹罗星软膏等。眼部可外用 3% 阿昔洛韦眼膏等（禁用糖皮质激素外用制剂）。这些药物一定要在医生的指导下使用。带状疱疹虽然是

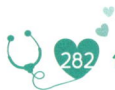

可以自愈的，但也有一定的病程，就算治，也要至少 2 周的时间。老年人可能要 3 ～ 4 周或更长时间。

这么折磨人的病，可以预防吗？可以的，想要预防，现在有带状疱疹疫苗可以接种，进口疫苗接种人群要求 50 岁以上，国产的 40 岁以上。

注意带状疱疹的脓液是会传染的，一定不要碰到其他部位皮肤。

荨麻疹痒到崩溃，三步快速止痒

荨麻疹半夜痒醒，挠到皮肤渗血，身上红肿块越抓越疯长。荨麻疹太常见了，70% ～ 80% 的人得过。大多数荨麻是物理性的，比如从温暖的房间里边出来，冷风一吹可能就会出现；大量运动以后，很多人也会长荨麻疹；还有人挠一挠就会长；再有就是因为食物过敏。如果是吃东西引发荨麻疹，以后那种致敏的食物就不要吃了。

怎么应对这恼人的荨麻疹呢？

第一步：立即服用二代抗组胺药，比如氯雷他定或西替利嗪。中华医学会指南明确指出，这类药物能快速阻断过敏反应，30 分钟起效且不会犯困。注意要避开第一代扑尔敏（马来酸氯苯那敏）这类会嗜睡的老药。

第二步：用毛巾包裹冰袋冷敷长丘疹的部位，低温能让血管收缩，迅速减轻瘙痒和肿胀。但记住每次不要超过 10 分钟，皮肤破损时禁用。

第三步最关键：记下发作前 24 小时接触过的可疑物品。研究发现，60% 的慢性荨麻疹患者通过排查过敏原可以成功控制复发。特别注意新换的洗护用品、海鲜、尘螨等这些常见的诱因。

如果按这三步处理 48 小时还没缓解，或者出现胸闷、呼吸困难，要立即去医院。

最后提醒大家，发作期间穿纯棉衣物，洗澡水温控制在40摄氏度以下，可以有效减少刺激，减少发作。不要老是想根治你的荨麻疹，我们只要做到能控制它不复发就可以了。

皮肤划痕症是什么

皮肤划痕症就是皮肤经过划刻、抓挠后出现条状隆起或发红的现象，也叫人工荨麻。这其实很常见，平时自己别老去抓挠，如果痒得厉害，可以吃一点抗组胺药；如果痒得不厉害，就完全不用管它。洗澡时尽量用凉一点的水，不能太热，还要多吃蔬菜和水果，好好睡觉，别熬夜，多运动。小孩有这个问题的，随着年龄慢慢增长，有的自然就好了。

科学解决汗疱疹

"手指缝冒出密密麻麻的小水疱，痒得钻心，挠破了又脱皮，反反复复折磨人……"如果你也经历过这种情况，别慌，这很可能是汗疱疹在作怪。它不传染，但难缠。

1. 汗疱疹到底是什么

汗疱疹学名叫"出汗不良性湿疹"，本质是皮肤对内外刺激的"过敏式抗议"。它最爱折腾手指、手掌和脚底，初期是米粒大的透明水疱，成片藏在皮肤深处，痒起来让人坐立不安。水疱干涸后会脱皮，露出嫩红的皮肤，碰水都疼。更气人的是，它专挑春夏湿热天发作，秋冬消停一阵，来年又"卷土重来"。

汗疱疹属于湿疹范畴，和过敏体质、皮肤屏障受损密切相关，并非"湿气重"或"排毒反应"。

2. 为什么会长汗疱疹

过敏体质：皮肤接触洗洁精、金属（如镍）、染发剂等致敏物，或吸入花粉、尘螨，都可能让免疫系统"误判"，引发局部炎症反应。

压力大、熬夜：焦虑、失眠会导致体内皮质醇水平波动，削弱皮肤免疫力，让汗疱疹乘虚而入。

湿热环境"火上浇油"：汗液滞留 + 真菌活跃（如脚汗多的人），直接刺激皮肤屏障，形成"痒—抓—更痒"的恶性循环。

3. 怎么应对汗疱疹

日常护理：止损比抓挠更重要

痒到忍不住时，用冷藏的生理盐水（药店有售）湿敷 10 分钟，或涂抹炉甘石洗剂（摇匀后点涂）。做家务时戴双层手套（内棉外胶），少碰洗洁精、消毒液；穿纯棉袜，避免合成材料闷脚。脱皮期每天厚涂含神经酰胺的保湿霜，有利于皮肤愈合。

药物治疗：阶梯式精准打击

急性期（水疱 + 剧痒）：外用弱效激素药膏（如在专业医生指导下使用哈西奈德溶液或糠酸莫米松乳膏），每天涂抹 1 ~ 2 次，连用不超过 2 周；搭配口服抗组胺药（如氯雷他定片），快速压制过敏反应。

慢性期（脱皮 + 干裂）：改用非激素药膏（如他克莫司软膏），修复皮肤同时减少复发风险。

顽固反复型：在医生指导下短期口服小剂量激素（如泼尼松），或尝试紫外线治疗，阻断炎症通路。

饮食调理：吃对食物少遭罪

多吃"抗炎食物"：冬瓜（利尿排湿）、薏米（煮粥）、燕麦（富含锌）、深海鱼（三文鱼、秋刀鱼，补充 ω–3 脂肪酸）。

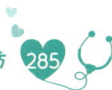

远离"发物"：辣椒、酒精、杧果、荔枝（加重炎症）；甜品、油炸食品（升高血糖，诱发瘙痒）。

加分项：每日补充 B 族维生素（尤其是 B_6、B_{12}），调节神经和皮肤代谢（可通过复合维生素片或多吃糙米、鸡蛋）。

对付汗疱疹，核心是"修复屏障 + 避开诱因 + 科学用药"。数据显示，85% 的患者在规范治疗 1 个月内症状显著改善。记住，乱挤水疱、用白醋泡手、生姜擦皮等"土方"只会雪上加霜。你的皮肤需要温和的呵护，而不是粗暴的对抗。耐心坚持 3 个月，看看效果怎么样。

身上的瘊子，这样搞定

1. 瘊子到底是什么

手上长了很多小肉疙瘩，虽然不痛不痒的，但是会觉得影响美观，甚至影响社交。我们俗称它为瘊子，医学名为寻常疣。

寻常疣是 HPV（人乳头瘤病毒）感染引起的表皮增生，就像皮肤感染了"顽固病毒"后开启的防御模式。它的典型特征是表面粗糙的灰褐色丘疹，常见于手指、手背、指甲边缘等易受外伤的部位。这种病毒有 100 多种亚型，其中 1/2/4/7 型最常引发寻常疣。这种病很常见，每 10 个皮肤科门诊患者中就有 1 ～ 2 个是来看疣的。

2. 病毒为何找上你

病毒传播需要三个条件：皮肤破损 + 接触病毒 + 免疫力低下。比如美甲时器械消毒不彻底、公共浴室赤脚行走、咬指甲导致微小伤口，都是感染的高危场景。但并非所有人接触病毒都会长疣，35% 的人感染后会自然消退，这取决于免疫系统的"守卫能力"。熬夜、压力大、慢性病患者更容易中招。

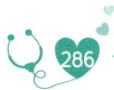

3. 怎么科学应对

首选物理治疗：液氮冷冻（零下 196 摄氏度让疣体坏死脱落）、激光气化（精准清除疣体），一般需 2 ～ 4 次治疗，间隔 2 ～ 3 周。

外用药推荐：5% 咪喹莫特乳膏（每周 3 次睡前涂抹）、0.5% 鬼臼毒素酊（每日 2 次，孕妇禁用）、5% 氟尿嘧啶软膏（每日 1 ～ 2 次）。

顽固疣可配合光动力治疗、激光治疗或射频治疗，治愈率可达 90% 以上。

平时避免撕扯疣体，1 个疣体可能包含百万病毒颗粒，处理伤口后及时消毒。家庭成员分开使用指甲剪、毛巾等个人物品。推荐用含氯己定的洗手液清洁，病毒在干燥环境只能存活数小时，但在潮湿环境中可存活数天。

需要警惕的是：如果疣体突然增大、出血、颜色变深，要立即就诊排除癌变可能。治疗期间可能出现"接种反应"（周边出现新疣体），这是正常免疫应答过程，持续治疗 2 ～ 3 个月后多会消退。

皮肤是身体健康的晴雨表，当出现这些"小疙瘩"时，其实是在提醒我们：该给身体充充电了。

鼻子有黑头、毛孔粗大怎么办

我们的毛孔就像皮肤表面的微型排水管，当油脂腺加班加点分泌油脂时，混合着脱落的角质细胞，在毛孔口形成"油脂栓"。暴露在空气中的部分氧化变黑，就成了肉眼可见的黑头。而反复的堵塞会让毛孔壁失去弹性，就像被撑大的橡皮筋再也缩不回去，形成肉眼可见的粗大毛孔。

1. 黑头不能挤，挤了怎么办

我的建议是不要随便挤！但很多人还是管不住手。用撕拉鼻贴

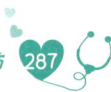

时听到"嘶啦"一声特别解压，但这种暴力清洁就像强行拔掉塞子，会让毛孔门户大开。过度清洁反而会刺激皮肤分泌更多油脂，形成"越洗越油"的恶性循环。那挤了怎么办呢？

每次挤完黑头以后一定要拿碘伏消消毒，然后再抹一下甲硝唑凝胶，可以避免发炎。

2. 如何去黑头

有一个去黑头的小妙招，记住了：甲硝唑凝胶+15%的壬二酸凝胶配合使用，效果不错。甲硝唑凝胶能有效对抗容易引发感染的特定细菌，避免或减少炎症。15%的壬二酸凝胶能抑制油脂的分泌，减少毛周角化。

那应该怎么用呢？首先，在有黑头的地方涂一层甲硝唑凝胶。然后在这上面涂一层15%的壬二酸凝胶，等30分钟以后把它们洗干净。连续用上一段时间以后，你会发现黑头有改善。

3. 日常科学护肤三步走

第一步：温和清洁。建议选择含氨基酸的洁面产品，水温控制在36摄氏度左右。每周2次使用水杨酸棉片，这种脂溶性成分能深入毛孔溶解油脂，比磨砂膏温和有效。

第二步：精准控油。外用药膏建议睡前点涂阿达帕林凝胶（需建立耐受），这是第三代维A酸类药物，既能调节角质代谢又能抑制油脂分泌。内服可补充B族维生素，从源头减少皮脂分泌。

第三步：收缩修复。医用冷敷贴能快速收敛毛孔，其中的神经酰胺成分能修复受损屏障。日常护肤可叠加含烟酰胺的精华，这个成分被证实能缩小毛孔直径达18%。

同时，尽量不要吃太油腻的食物，不要吃太多含糖的食品，要多喝水，少吃碳水化合物，多吃高膳食纤维的食物，蛋白质要补充够。记住，一定不能熬夜，保证 23 点前入睡才能让皮肤开启自我修复模式。

脸上长痘痘别着急

长了痘痘一定要正确处理，否则可能会出大问题。出现痘痘时先涂碘伏，再涂红霉素或甲硝唑或莫匹罗星等消炎药膏，每天至少3 次。如果不及时消炎，普通体质的人皮肤上可能会形成痘坑，如果你是所谓的"瘢痕体质"，就有可能会形成瘢痕疙瘩。瘢痕疙瘩如果不及时治疗，时间久了会越长越大。

做到这几点可以减少长痘

第一点，别熬夜，因为熬夜会让雄性激素水平升高，促进皮脂腺分泌，让毛孔更容易堵塞。

第二点，要调整饮食结构。多吃瓜果蔬菜，多吃含糖量低的水果，多吃一些鱼、肉、蛋和豆制品。如果你长痘痘就不要喝牛奶了，因为牛奶里面含有 IGF-1，会促进皮脂腺的分泌，使毛孔更容易堵塞。毛孔堵塞，就会长痘。

还要少吃碳水化合物，并且要用一些去油的产品来洗脸、洗澡，把脸上的油洗干净，每天要多洗两次，让毛孔通透起来。

另外，就是每天要进行适当的运动，让自己出出汗，把毛孔冲刷干净。毛孔不堵塞了，痘痘也就减少了。

痘痘总下不去怎么办

有人的痘痘长了一两个月、两三个月了还下不去。如果一直反复流脓，要尽早去找皮肤科或普外科医生进行处理。如果只是凸起的小红疙瘩下不去，就要赶紧排查一下是否已经形成了瘢痕疙瘩。怎么判断呢？如果长了一个小痤疮，特别是长在瘢痕疙瘩的高发区域，如下颌、前胸、肩胛、会阴等部位，一两个月、两三个月了还没下去，而且小疙瘩是红的、硬的，不流脓、没有任何分泌物，那就很可能已经形成了瘢痕疙瘩。

形成了瘢痕疙瘩该怎么办呢？我们一定要在第一时间去专业的瘢痕防治机构进行防治，把瘢痕消灭在萌芽状态，这个瘢痕疙瘩就不会长大。

痘印怎么办

痘印是长痘痘以后皮肤因炎症反应留下的色素沉着。可以买一支维A酸乳膏，每天使用。维A酸乳膏使用有讲究，如果不注意的话，可能会加重皮肤损伤：第一点，涂抹的时候要点涂，不要涂得满脸都是。第二点，晚上涂，不要白天涂。第三点，早上起来以后一定要把脸上的维A酸乳膏洗干净，否则太阳一晒，容易出现日光性皮炎。第四点，注意防晒。因为紫外线的照射，是导致痘印产生的一个重要因素。所以如果想让痘印减轻，一定要注意防晒。

刘医生有话说

特别提醒：用药治疗痘痘属于医疗行为，自己不要乱用，一定要在皮肤科医生指导下用药。

千万不要习惯性地用手随便摸脸。

因为手上细菌太多，随便摸脸会把细菌带到脸上去，容易引起毛囊感染。有可能本来毛孔没有堵塞，你用手一摸脸，正好把一个脱落的上皮细胞或灰尘推到毛孔里，把毛孔堵上了。

脸上如果正在长痘痘，一摸脸就很容易把痘痘部位的细菌带到没长痘痘的皮肤上去，导致毛囊感染。

嘴唇干燥起皮怎么办

嘴唇干燥起皮、越舔越干，有时候还会渗血、瘙痒，这个很可能是唇炎。现在教你一个解决办法：第一，用药膏来涂抹。可以在医

刘医生有话说

唇炎会影响患者的日常工作、生活、社交，除严格遵医嘱按时用药外，患者的自我管理、饮食及生活方式的调整，对唇炎的控制也具有重要意义。

1. 停用可疑的食物、药物，不用引发不适的化妆品、唇膏等。

2. 改掉咬唇、舔唇等不良习惯。

3. 养成爱喝水的好习惯，避免嘴唇干燥。

4. 避免日晒、风吹、寒冷刺激，气候干燥时可以进行局部湿敷，保持唇部湿润。

5. 病从口入，平时要保持良好的口腔卫生。

6. 戒除烟酒，忌食辛辣刺激性食物，多吃新鲜水果，补充维生素。

7. 注意休息，学会释放压力、放松心情，保持良好的情绪和状态。

特别注意事项

唇炎是发生在唇部的一大类疾病的总称，唇炎本身分类较多，且某些全身性疾病也可能会在唇部出现类似的症状，应鉴别后对症治疗。

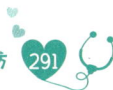

生的指导下用红霉素软膏，或维生素 E 软膏、他克莫司软膏，交替使用。第二，就是在医生的指导下口服一些维生素 A 和 B 族维生素，多吃一些绿叶蔬菜，还有牛奶、鱼肉之类的，重点是千万不要舔嘴唇，更不要拿手去撕嘴唇上的死皮，否则会越来越严重。

疱疹病毒感染如何处理

我们经常说嘴上起燎泡是上火引起的，这其实是单纯疱疹病毒引起的疱疹病毒感染。如果你免疫力下降，它就容易起来，还容易复发。人类是单纯疱疹病毒的唯一宿主，百分之八九十的人得过这个病。不过这种病毒有自限性，只要没有引起细菌感染，一般一周左右自己就好了。如果你想好得快一点，可以抹点抗病毒的药膏，如阿昔洛韦或更昔洛韦乳膏等。

那怎么才能预防呢？首先是劳逸结合，不要让自己太累，还要保持好心情，饮食营养也要搭配合理。这个病出现之前，有一个兆头就是局部发痒。如果你原来长过这种疱疹，嘴唇某个地方又开始发痒的时候，就要想到有可能又长疱疹了。此时在 24 小时内口服抗病毒药是有效的。

因为这个病容易复发，又有自限性，所以不用药也可以慢慢自愈，大概一个星期就好了。

非常重要的一点：嘴角长了单纯疱疹的人千万别亲孩子，一定要远离婴儿。疱疹病毒有传染性，亲吻孩子是会传染给他的，一旦传染，非常危险！

这几个地方黑，要注意

看看你的胳膊肘、屁股蛋发黑吗？关键看看你的脖子黑不黑？腋下、大腿根黑不黑？身体这几个地方黑可不是晒的，也不是脏的。尤其最后一个一定要重视。

我们挨个来说，如果你的胳膊肘、屁股蛋黑，夏天穿短袖或者去游泳，觉得不好看，这个不用担心，很简单就能解决。用你的搓澡巾使劲搓搓，有磨砂膏的可以用磨砂膏搓一搓。如果没有磨砂膏可以用红糖和蜂蜜调匀了以后，涂到那个黑黑的地方，使劲揉搓，然后每天清洗两次，洗完以后，再涂上润肤霜效果应该更好。如果这个办法你觉得效果不明显，可以用我推荐的第二个办法：用尿素软膏＋维 A 酸乳膏 1∶1 的比例混合，每天晚上涂抹在胳膊肘、屁股蛋发黑的地方，记住一定要晚上没有太阳的时候涂抹，坚持涂几天，基本上就没有了。其实这两个地方发黑是因为久坐，经常摩擦引起的，还有色素沉淀导致的一个结果。要想从根本上解决，平时坐的椅子不要太硬，可以在屁股下面加个软垫子，尽量少用胳膊肘撑在桌子上，别经常穿面料太粗糙的衣服，减少对这个部位的摩擦也能减轻发黑。

但是，如果你的脖子发黑，确定不是因为晒的，并且怎么洗也洗不掉，摸起来还比较粗糙，这可就要注意了。再加上你身体比较肥胖，并且除了脖子还有腋窝、大腿内侧、肚脐周围等部位也发黑的话，最好去医院看看是不是黑棘皮病。一般良性的黑棘皮病，首先别想着去美白了，而是先去内科看看有没有代谢方面的问题，例如，糖尿病、胰岛素抵抗、多囊卵巢综合征等，进行相关治疗。最重要的是要减肥。有些人减肥后，黑脖子等这些皮肤症状就没有了。

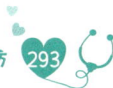

脚后跟干裂起皮怎么办

你的脚后跟是不是也干裂起皮呢？这大都是因为秋冬季节气候干燥导致的。治疗方法很简单。去药店买一支尿素维生素 E 软膏，每天涂两次，很快就能解决。如果你有真菌感染就用水杨酸软膏、克霉唑软膏和凡士林，按 1∶1∶1 的比例混合在一起，每天涂两次，很快就能解决，多涂一点点也没关系。

瘢痕体质，其实是个伪命题

瘢痕体质其实是个伪命题。这是目前专业的瘢痕医生普遍认可的。

我们先说说对瘢痕体质的理解。

第一，无论哪个部位的皮肤损伤都一定会产生瘢痕增生或者瘢痕疙瘩。

第二，具有家族遗传性。

只有这两个条件同时具备，我们才能称其为瘢痕体质，或者叫瘢痕体质。但其实在临床中基本上没有医生见过这样的患者，所以瘢痕专业的医生现在已经基本不再使用瘢痕体质这个词。我们称其为局域性过度修复型体质，或者瘢痕疙瘩体质更为准确一些。所以，大家不要再给自己戴上瘢痕体质这顶莫须有的帽子了。

那为什么伤口愈合后会长瘢痕疙瘩？

瘢痕疙瘩的形成原因有两种。

第一是内因，是我们个人体质的问题。

第二是外因，最常见的就是长痘痘，还有打针、蚊虫叮咬、烧伤、烫伤、手术外伤等。

很多人说，为什么父母没有这种瘢痕疙瘩体质，我会有呢？这就涉及遗传变异的问题。因为每个个体都遗传了父亲和母亲各50%的基因，父母的基因结合以后，在往下传递的过程当中，发生了变异。所以你的体质跟父母有所不同。

目前人类的医学手段还无法改变瘢痕疙瘩体质，但是可以通过自身控制和专业预防来减少或者杜绝瘢痕疙瘩的发生。所以瘢痕疙瘩这个病是可以预防的。

瘢痕疙瘩为什么是世界难题

瘢痕疙瘩目前仍然被大部分医生称为世界难题。因为瘢痕疙瘩有三大特点：

第一，瘢痕疙瘩会持续生长，没有特定的停止期，而且这个病目前没有检测方法。到底长多长时间才能停下来呢？目前检测不出来。所以应尽早治疗，不要等它越来越严重。

第二，它会持续地往外扩散，侵犯好的皮肤。所以这个病有一个别名叫"不死的癌症"，因为它具备癌细胞的某些特点。癌细胞会往外扩散，它也会往外扩散。但是它只顺着皮肤往外扩散，不会扩散到内脏和重要的组织器官，对生命没有影响。所以叫它"不死的癌症"。

第三，特别容易复发。因为这个病在外科医生眼里就是一个疙瘩，把它切下来，然后缝合，这个疙瘩就没了。但是如果对这个刀口没有采取预防瘢痕疙瘩的措施，疙瘩很快又会再长起来。

所以如果想治疗的话，一定要尽早，还要找一个特别有效的方法，争取一次性治愈，不要让它反反复复。只要方法对了，就一定

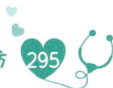

能治好。

相信科学，防止上当受骗

瘢痕疙瘩这个疾病目前是世界医学难题，而且无论是什么样的瘢痕，一旦形成了，目前没有办法可以让它恢复到跟正常皮肤一样的程度。如果有人告诉你，他有药能让你的瘢痕恢复到正常皮肤的状态，一定不要相信。而且同时我也奉劝一些商家，我们一定要实事求是地去讲问题，千万不要误导患者。患者更要擦亮眼睛，不要上当受骗。

瘢痕可以完全除掉吗

首先瘢痕一旦形成就不可能完全去掉。因为瘢痕是皮肤损伤以后的必然修复结果，所以没有任何药物能把瘢痕完全去掉。确实有的药物是可以减轻瘢痕痕迹的，但是用药的时间特别关键。如果瘢痕已经成熟，形成了一个稳定的瘢痕，无论是生理性还是病理性的，这时再用任何所谓的祛疤药物，都基本上没有效果。但如果伤口刚刚愈合，结痂刚刚脱落，在瘢痕还没有稳定成熟之前，用一些硅凝胶类的产品或者是洋葱提取物等，对减轻瘢痕的痕迹还是有用的。但用的时间要足够长，起码要用 3 个月到半年，才有效果。如果瘢痕已经成熟稳定了，就不要再用药了，因为很可能是白花钱，白麻烦。

如果有瘢痕疙瘩的话，一定要趁早治疗，因为越早治疗，恢复得越好。

瘢痕疙瘩能治好吗

瘢痕疙瘩高发区是前胸、肩胛骨、下颌角、耳朵、上臂、腹部、会阴部。瘢痕疙瘩不但会持续地长大，而且会出现瘙痒，并随着长大出现疼痛、感染化脓，有可能还会癌变。

单纯手术或者打激素的办法都不行，都不对。虽然都是治疗瘢痕疙瘩的方法，但是必须综合治疗才能治好。瘢痕疙瘩的治疗方法大体分为两类。一类是手术。但手术以后必须要做好刀口瘢痕预防。如果没有瘢痕预防的措施，没有完整的预防体系，刀口很容易再长瘢痕疙瘩。如果手术怕疼，完全可以用非手术的方法，即物理方法或药物，让瘢痕疙瘩平下去，然后再配合预防瘢痕的措施，把瘢痕生长的问题、复发的问题解决好，才能治愈。重点是不能乱吃药，要争取一次性治好，千万不要反反复复，否则可能会越来越严重。

肤疾宁贴瘢痕疙瘩有用吗

如果瘢痕疙瘩处在早期，可以贴一贴试试，但是千万不要长期用。因为有的小瘢痕疙瘩贴一段时间，确实能够控制住，也可能就不长了，但是很大一部分贴完了以后会导致局部血管扩张。局部的血流量加大了，局部的营养就更充足，这就可能导致停药以后瘢痕更红。

我们只有用综合的治疗方案，把多余的血管封闭起来，降低局部的血流量，降低成纤维细胞的活性，瘢痕增长才能真的停下来。所以奉劝各位，不要在局部单纯地使用激素，否则瘢痕有可能会越来越严重。

祛疤膏真的能祛疤吗

所谓的祛疤膏只是一个概念，不可能把疤完全去掉。

而且瘢痕一旦成熟了，再用祛疤膏是不管用的。什么时候用祛疤膏呢？皮肤刚刚受了伤，结痂脱落之初，马上用，而且用的时间要长，要用3个月到半年。如果你不是那种所谓瘢痕体质的话，伤

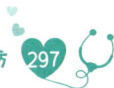

口恢复得就比较好，瘢痕就会相对较轻。

但如果瘢痕已经成熟了，再用祛疤膏就会无效。还有特别重要的一点就是，如果你是所谓的瘢痕体质，伤口很可能会发红，会鼓起来，用所谓的祛疤膏也是没有用的，要寻求专业的瘢痕治疗，而且要尽早治疗，后期的美观度才会提高。

瘢痕疙瘩治疗期间可以怀孕吗

最好先治好这个病再要孩子。因为一旦怀孕就没法治疗了。怀孕期间激素水平变化，大多会导致瘢痕疙瘩疯长，而且瘙痒或疼痛会加重，很遭罪。

剖宫产瘢痕到底怎么治

来门诊找我看剖宫产瘢痕的女性有一个普遍诉求：希望把瘢痕去掉。我都会不厌其烦地告诉她们：瘢痕一旦形成就不可能完全去掉，这是目前人类医学技术无法做到的。但是也别灰心，想要比当前看起来美观是可以做到的。

首先要搞清楚瘢痕是生理性的还是病理性的。怎么来区分呢？如果刀口留下了一个平平的线形的痕迹，颜色跟皮肤接近，没有增生，这就属于生理性瘢痕。如果对美观要求不高，这种瘢痕不用处理，因为它不会加重，随着时间推移，痕迹会越来越轻。当然如果刀口很宽，很难看，通过瘢痕切除手术加超减张精细缝合术，可以让刀口的瘢痕恢复得更好。如果刀口瘢痕是红红的，高出皮肤表面，就属于病理性瘢痕了。这种病理性瘢痕有两种专业治疗手段，第一种是非手术综合治疗；第二种是手术加刀口预防治疗。两种方案可以根据对美观度的需求来选择。但无论手术还是非手术，防止瘢痕复发都是关键。

刘医生有话说

许多瘢痕疙瘩患者深受困扰，走了许多弯路。一些单一的治疗方法不但不能解决问题甚至还让问题变得更严重，比如以下几种：

打针：单一的打针可以分解瘢痕疙瘩内的胶原，但是也会使血管扩张和增生，给瘢痕供应更多的营养，所以药效消失后瘢痕疙瘩往往会长得更快。

冷冻：冷冻属于有创治疗，治疗过程会刺激胶原的再生。冷冻后如果没有预防措施，瘢痕很容易复发、反弹，而且治疗比较受罪，治疗后的护理也麻烦。

同位素：同位素治疗有好有坏，费用不算高，患者能接受，但是它的用量不好把控，所以效果也不确切。这也是20世纪六七十年代的方案了，针对特别小和薄的瘢痕有一定效果，但是瘢痕大一些的很难控制复发。另外，终身不愈的放射性白斑和放射性皮炎也是比较常见的不良反应。

"植皮""扩张器"：一般指"异位供皮区植皮术"和"扩张器－皮肤软组织扩张术"。因为这两种手术都有创伤，还会扩大损伤，瘢痕疙瘩一旦复发会加倍增长。所以不建议用于瘢痕疙瘩的治疗。我们临床常用瘢痕疙瘩切除原位植皮术，损伤小，术后做好刀口预防的话，愈后状态良好。

外用药物：瘢痕疙瘩的皮肤没有毛孔，一般药物难以渗透。临床常见外用药物常含有糖皮质激素类或腐蚀类成分。糖皮质激素类药物可使局部皮肤变薄，还有扩张血管的副作用，不建议长期使用。腐蚀类药物可使增生的瘢痕变薄，但腐蚀程度不可控，容易导致新的创伤从而加重瘢痕。

激光：激光治疗瘢痕疙瘩存在一定弊端。通过高温消融和光电效应使瘢痕能够更平整一些，但是瘢痕吸收速度慢，恢复效果不理想，关键是解决不了复发问题。

后　记

在人工智能高速发展、大数据重构诊疗模式的今天，医学知识更新迭代的速度正在突破传统认知的边界。正是这种永不停歇的学科进步，促使我将这本承载着健康科普初心的著作也进行了更新、迭代。

本书新增的知识点，与其说是内容的扩充，不如说是对时代健康需求的回应。我重新梳理了书中涉及的知识点，并根据新研究、新认知进行了内容完善。然而，在浩瀚的医学海洋中，这些知识科普只是沧海一粟，也恳请广大读者不断提出需求，继续帮助我进行修正与完善。

医学是不断接近真相的探索之旅。作为新媒体时代的医者，我们始终在实践与反思中寻找平衡点。当读者在直播间追问"怎么能提前发现心肌梗死"时，当评论区给我留言询问各种问题时，我越来越清晰地意识到：科普不是知识的搬运，而要在信息的洪流中构筑理性的堤坝。希望本书能手把手教读者识别健康误区，为您全家构筑抵御疾病的防线，让每位读者都能成长为自身健康的"第一责任人"。

刘加勇

2025 年 5 月